內功養生秘術叢書 15

眞本內功秘傳

신역 포박자

外篇 **2**

葛 洪 著
昔原台 譯註

서림문화사

포박자 외편 2

차 례

권 19 임명(任命) ································ 7

권 20 명실(名實) ································ 23

권 21 청감(淸鑒) ································ 41

권 22 행품(行品) ································ 57

권 23 미송(弭訟) ································ 81

권 24 주계(酒誡) ································ 91

권 25 질유(疾謬) ································ 113

권 26 기혹(譏惑) ································ 143

권 27 자교(刺驕) ································ 153

권 28 백리(百里) ································ 169

권 29 안소(按疏) ………………………………… 177

권 30 균세(鈞世) ………………………………… 181

권 31 성번(省煩) ………………………………… 191

권 32 상박(尚博) ………………………………… 199

권 33 한과(漢過) ………………………………… 215

권 34 오실(吳失) ………………………………… 225

권 35 수척(守塉) ………………………………… 241

권 36 안빈(安貧) ………………………………… 253

권 37 인명(仁明) ………………………………… 267

신역 포박자 외편 2
(新譯 抱朴子 外篇)

권 19
(任命)
임명

    임명(任命)이라고 하면 지위를 받고 그 명령(命令)을 받든다는 의미로 해석하는 것이 보통이다. 즉 '임용배명(任用拜命)'의 뜻으로 이해하고 있다.
    그러나 본 장에서의 임명(任命)이란 말은 약간 그 해석이 다르다 하겠다. 즉, 운명(運命)에 맡긴다는 말이다. 운명에 맡긴다고 하면 얼핏 피동적(被動的)인 말로 들리기 쉽지만 반드시 그런 것은 아니다.
    무릇 인간은 세상에서 가장 영험한 동물로 생각되고 있다. 그러나 인간은 자기가 하고 싶다고 하여 모든 것을 행할 수 있는 것은 아니다. 그러므로 인간은 마음대로 할 수 있는 것과 할 수 없는 것이 있다. 이렇게 마음대로 할 수 없는 일을 우리는 운명이라는 말로 표현하고 있다. 가끔 사람들은 운명이란 말을 편리한 대로 해석하여 함부러 악용하고 있으나, 운명은 결코 인간적인 것이 못된다. 따라서 인간의 노력이 그러한 한계(限界) 안에서 최선을 다 하는 데 그 가치가 있다고 본다면, 반드시 피동적인 말로만 해석할 수는 없는 것이다.

포박자는 우주(宇宙)의 섭리를 깨치려는 도가(道家)의 학자이지만, 현실 속에 살아가고 있는 인간의 윤리를 중시하고 있다. 그리고 그것을 유가적(儒家的)인 논리를 빌려서 설명하려고 한다. 이것은 인간의 생각을 기록하고 있는 문자들이 대부분 유가적으로 사용하고 있을 뿐만 아니라, 설명상으로 그것이 편리한 까닭이다.

그러므로 유가나 도가가 사실상 대립적인 것이 아니고, 오히려 인간의 윤리는 우주의 철칙(哲則)에 부응하는 부분적 현상(現象)에 불과한 것이다. 유가(儒家)의 학설이라 할지라도 극히 형식적인 부분을 제외한 진정한 인간관계만이라면 참으로 우주의 법칙에 부합될 수 있을 것이라는 것이 그의 생각인 것 같다.

영웅호걸(英雄豪傑)이란 미명을 쫓아서 실질 이상의 명성(名聲)을 얻으려 한다면, 거기에는 많은 폐단이 따르기 마련이다. 분수를 몰랐기 때문이다. 분수를 안다고 하는 것은 스스로의 운명을 아는 달인(達人)의 마음과 직결된다. 사람들에게 각기 할 일이 정해지면 거기에는 존비(尊卑)나 귀천(貴賤)이 있을 리 없다. 왜냐하면 각각의 역할이 원만히 이루어질 때 사회는 존속되고 발전할 수 있기 때문이다. 예를 들면 가게 주인과 사환은 결코 귀천의 차별이 못된다. 또 사장과 비서, 또는 수위라 할지라도 그러한 면에서는 존비나 귀천이 있을 수 없다. 각자의 역할이 없다면 그 가게나 회사는 사실상 운영될 수 없기 때문이다.

그러므로 운명(運命)을 진정으로 이해하는 사람은 존비, 귀천의 심곡(深谷)에서 해탈(解脫)할 것이며, 자기의 운명을 중시하게 될 뿐만 아니라 지나치게 기뻐하거나 슬퍼하는 일도 없을 것이다.

본 장은 이러한 의미에서 인간의 행·불행과 그것을 맞이하는 인간 본연의 태도를 일러주고 있다. 거냉(居冷) 선생이란 인물 자체가 이미 평범하지 않은 의미를 띠고 있지만, 그의 말은 많은 교훈을 우리에게 남기고 있다.

선생은 그를 찾아온 익량대부(翼亮大夫)의 세속적인 권유, 즉 인간 수명의 한계와 허무, 재능을 발휘하고 싶은 욕망, 은사의 단점 등에 대하여, 인간은 행·불행에 집착하여 일희일우(一喜一憂)할 필요는 없으며, 그 맡은 바를 열심히 수행함으로서 야에 있을 때는 행동을 삼가하고 절조를 지켜서 은인(隱人)의 귀감이 되고, 조정에 오른다 해도 청렴한 절조와 덕행으로 평소와 다를 것이 없어야 한다고 했다.

인간의 운명은 그림자와도 같은 것이어서 아무리 해도 떨쳐버릴 수가 없다. 그러므로 운명을 아는 것은 백행의 근본이라 할 것이다.

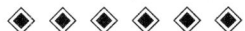

포박자가 말했다.

나의 친구 중에 거냉(居冷)[1] 선생이라는 사람이 있었다. 항상 마음이 편안하고 조용하여[2] 자신이 존재하고 있다는 것조차 잊을 때가 있다. 밖으로는 세상을 놀라게 하여 이

목을 끌려고 하지 않고, 안으로는 물건을 탐내는 마음도 갖지 않았다. 고전(古典)에 정력을 모아 즐김으로써 우수(憂愁)를 달랜다. 낮이면 해가 서쪽에 기우는 것을 아쉬워하고,[3] 저녁이 되면 달빛 아래 책장을 펼친다. 아무리 심원한 도(道)라 해도 또 아무리 미묘(微妙)한 말이라 해도 그 뜻을 이해하지 않고는 견디지 못하는 성미였다. 그러나 권력자(權力者)의 문전에 수레를 세우거나 귀인(貴人)의 집에 서신을 보낸 일도 없으므로, 선생의 이름을 오두막집 밖으로 새어 나가는 일이 없고, 그저 평범하게 살아가는 것이 그의 신분이었다.

　어느 날 익량대부(翼亮大夫 정치를 보좌한다는 의미)가 문안을 드리러 왔다가 선생을 비난하듯 말했다.

　"듣건대, 큰 못에 살고 있는 용이 눈을 뜨면 검은 구름이 솟아오르고, 도덕(道德)의 감화가 널리 퍼지면 일재(逸才)가 분기하여 일어난다고 합니다. 그러므로 번화한 거리에는[4] 소뿔을 두드리며 노래하는 소리가 들리고,[5] 솥과 도마를 짊어진 요리사(料理師) 중에서도 뛰어난 공로를 세운 사람이 있습니다.[6] 선생 정도의 재능을 판다고 하면 막대한 보수(報酬)를 받을 것이며, 세상에 나가면 하늘에 닿을 듯한 높은 자리에 오를 것입니다. 그렇게 되면 선생의 덕은 땅 끝에서 하늘 끝에 이르기까지 빛날 것이며, 공적은 일세를 덮고, 명성은 끝없이 높아질 것입니다.

　일 심(尋=7자)이나 일 인(仞=8자)의 거리는 비록 가깝다 할지라도, 그것도 닥아서지 않으면 아무리 빠른 다리가 있다 해도 닿을 수 없습니다. 기둥과 동자기둥 밑은 매우 낮은 곳이긴 하지만, 그것도 움직이지 않는다면 아무리 날쌘 투계(鬪鷄)의 날개라 한들 어찌 오를 수 있겠습니까. 더구나 세상 밖에 발을 멈추고 오동나무(봉황이 앉는다는) 가지 위에 앉아 날개를 오무린다면 어떻게 빛과도 같이 빠른 다리가 제 기능을 다 할 것이며, 푸른 하늘인들 가볍게 오를 수 있겠습니까?

세월은 홀연히 스쳐갈 뿐 결코 멈춰지지 않으며, 인생은 잠시 동안일 뿐 두 번 다시 돌아오지 않습니다. 지자(智者)는 서리를 밟으면 곧이어 얼음이 어는 계절이 다가옴을 알며(《易》坤卦), 새싹이 돋는 것을 보면 만물이 곧 시들어질 것도 알게 됩니다. 태양이란 마차가 황급히 돌아가다 보면[7] 어느 사이 백발이 찾아와 인생의 황혼을 속삭입니다.[8] 옛 사람이, 강물이 흘러가는 것을 보고 다시 돌아올 수 없는 시간을 탄식하였고,[9] 백마가 문틈으로 달리는 것을 보고 인생의 촌음을 슬퍼한 것도[10] 바로 그 때문입니다.

선생은 일세(一世)에 드문 역량(力量)과 영재(英才)를 지니고 계시면서 세상을 등지고 계십니다. 날카로운 필봉(筆鋒)은 대해의 물결처럼 문장(文章)을 솟아오르게 하고, 가슴 속에는 많은 비장의 기책(奇策)이 있습니다. 그러면서도 회오리바람을 타고 높이 올라가 넓은 하늘을 비추지 못하고 계십니다. 호연기(瑚璉器)를 지니고 계시면서 제단의 말석에도 참여하지 못하고,[11] 몸은 뗄나무를 해야 되는 고생을 면하지 못하고 계십니다. 그것은 마치 귀머거리만 살고 있는 나라에서 아름다운 음악을 연주하거나, 더벅머리만 살고 있는 나라에 가서 관(冠)을 팔려고 하는 것과 다를 것이 없습니다.

 다만 책 속에 묻혀서 먹고 자는 일조차 잊으며 온 마음을 쏟아 진리를 탐구하며,[12] 마음 속에 보옥을 갈며 붓 끝으로 옥의 소리를 낸다 할지라도 몸은 밥도 제대로 먹지 못하는 가난에 시달리고, 정신(精神)이 굳어지고, 높아가는 동안 끝없는 경지에 지쳐버리고 맙니다. 그것은 마치 직경(直經)이 한 자나 되는 보옥(寶玉)을 땅 밑 깊숙히 묻고 아름다운 비단을 궤 속에 넣어 둔 것과 같은 일이며, 끝내 그것을 살 사람은 나타나지 않으며, 아무도 파묻힌 보옥을 감상하려고 하지 않습니다.

 대체로 아무리 명마(名馬)라 할지라도 매어 있을 때는 다리를 저는 당나귀나 다를 바 없으며, 아무리 명도(明刀)라 해도 칼집에 넣어둔 채라면 납으로 만든 칼이나 다를 것이 무엇이겠습니까. 상어는 소 발자욱 속에 고인 물에서는 살지 않으며, 붕새는 쑥의 섶에서는 살지 않습니다.

 선생님, 제발 용이 뱀구멍을 버리고 하늘로 올라가는 것을 본받으십시오. 은거하여 자기 몸 하나만 깨끗이 보존하는 생활은 그만두시고, 두 마리의 쥐를[13] 보시고 깊이 깨달으시기 바랍니다. 그 어두운 골짜기를 벗어나 높이 오르고, 그 하얀 바탕에 붉고 푸른 색채로 그림을 그리며 밝은 내일에 우수한 능력을 힘껏 겨루어 주십시오.[14] 예의바르게 그 진퇴(進退)를 고려하시어 기회를 놓쳐서는 안 됩니다.[15] 그리하여 숭고한 자리에 올라 정(鼎)으로 요리하여 종(鍾)[16]의 반주로 식사하는 행복한 신분이 되셔야 합니다.

 백성자고(柏成子高)[17]가 살아가는 방법은 일면의 정의(正

義)가 있다 하겠으나, 백이(伯夷)와 숙제(叔齊)가 수양산(首陽山)에서 고사리를 먹다가 굶어 죽은 것은 그다지 존중할 일이 아닙니다."

거냉 선생이 답했다.

"듣건대, 운명(運命)[18]은 눈에 보이지 않고, 우주(宇宙)[19]는 그 끝을 알 수 없다고 한다. 인생의 화복(禍福)은 서로 교착하여 재앙 속에 행복이 숨어 있는가 하면, 행복 속에 재앙이 고개를 든다. 영화(榮華)는 불우한 속에 싹트고, 파멸(破滅)은 득의할 때 그 징조가 나타난다. 아무리 질주한다 해도 자기의 그림자를 떨쳐버릴 수 없는 것처럼, 현재의 성공을 즐기고는 있지만 닥아올 실패를 모면할 길이 없다.

흐르는 물 끝을 바로잡으려고 애쓰기보다는 홍수(洪水)가 닥칠 징후가 없는 동안에 방죽을 튼튼히 하는 것이 좋다.[20] 눈에 보이는 것만을 조정하려 들지 말고, 무형(無形)의 상태로 되돌아가는 것이 좋을 것이다. 그러므로 한 자도 채 못 되는 자벌레일지라도 그것을 보고 느낀 사람은 뻗어나갈 것을 믿고 기꺼이 몸을 굽힌다. 막힌 다음에 통하는 시기가 온다는 것을 아는 사람은 불행하다고 하여 슬퍼하고 행복하다 하여 지나치게 웃는 법이 없다.

만물은 천지(天地)라는 커다란 용광로(鎔鑛爐)[21]로에서부터 각각의 주형(鑄型)으로 흘러 들어가서 만들어진다. 그러한 결과 소란스러운 성질과 조용한 성질의 것, 하늘을 나는 것과 땅으로 가라앉는 것과의 차이가 생기게 되었다. 예를 들면 황금은 무거운 것을 가치 있다고 하고, 깃털은 가벼운 것을 자랑으로 하는 것과 같다.

  소인은 찌꺼기와 진흙에만 집착하지만, 달인(達人)은 마음을 창공으로 향해 소요한다. 도랑은 길바닥에 흐르는 물만 받아들인다 할지라도 넘치고 말지만, 발해(渤海)[22]는 백강(百江)을 삼킨다. 해도 넘치는 일이 없다. 미꾸라지나 새우 등은 진창에서 놀며 기뻐 날뛰지만, 붉은 용은 검은 구름 위로 뛰어오르려 한다. 향기로운 미끼를 무는 자는 순간적인 즐거움만 누리다가 죽어버리고, 욕심이 없고 담박한 경지를 음미하는 자는 자연의 조화를 따라 장수하게 된다. 길흉(吉凶)의 조짐을 아는 자는 미연에 그것을 깨닫고 미혹되는 일이 없으며, 화복(禍福)의 이치에 어두운 자는 운명의 화살에 맞았음에도 불구하고 아직도 그것을 모른다. 그렇다고 해도 사람은 각자의 기호와 살아가는 방법을 바꾸려고는 하지 않는다.

  들건대 보석이라 해도 높은 산의 표면을 가르고 스스로 밖으로 나올 수는 없다 한다. 하늘을 나는 뱀일지라도 안개의 도움이 없다면 불가능하다. 아무리 명검(名劍)[23]이라 할지라도 그것을 사용하는 사람이 없다면 코뿔소나 무소를 벨 수는 없다. 아무리 큰 종이라 해도 그것을 치는 사람이 없으면 어찌 소리를 들을 수 있겠는가.

  지초(芝草－태평의 상서로운 풀)는 가을바람을 기다려서야 비로소 번쩍이는 색깔을 띠며, 휘파람새(鶯)는 봄바람이 불어 와야 비로소 아름다운 목소리를 내고, 명마(名馬)는 한없이 달림으로서 위험 속에 빠지는 일이 없다. 군자는 행동이 말과 같지 않은 사람의 비위를 맞추다가 이름을 더럽히는 일이 없다. 기회가 나쁘면 야(野)에 숨어 은거하고, 때가 오면 조정(朝廷)의 높은 자리에 오른다. 남자가 자기를 팔러 다니는 것은 높다 할 수 없으며, 여자가 스스로 상대를 찾아나서는 일은 바람기가 있다고 할 것이다. 천하를 넘겨 주겠다는 말을 듣고 귓구멍을 씻었다는 허유(許由) 같은 고결한 선비가 있었거늘, 그를 본받지 않고 솥과 도마를 짊어지고 일자리를 찾아나섰던 이윤(伊尹) 같은 사람을 구태여 흉내낼 거야 없지 않겠는가.

생각컨대, 불우한 시절을 당하면 순(舜) 임금 같은 성인도 질그릇을 빚어내고 낚시질을 하며 살았다. 태공망(太公望)은 어리석은 아내에게 쫓겨났고, 범저(范雎)²⁴⁾는 그 아내로부터 대거적에 말려 오줌세례를 받은 바 있다. 공손홍(公孫弘)과 복식(卜式)²⁵⁾은 저마다 기재(奇才)를 지니고 있으면서도 농사나 목축으로 그 생활을 꾸려갔다.

그러나 영달(榮達)을 하게 되면 사정은 급변한다. 한신(韓信)은 낚싯대를 버리고 회음후(淮陰侯)에 올랐고, 문종(文種)은 나막신을 벗고 푸른 인수(印綬)를 지니게 되었고, 부열(傅說)²⁶⁾은 절굿공이를 내던지고 삼공(三公)의 자리에 앉았고, 관중(管仲)²⁷⁾은 목에 씌워진 칼을 벗고 오히려 상경(上卿)이 되었다.

대저 군자라는 것은 스스로의 역량을 숨기고 때를 기다리면서 덕을 쌓아 바른 일을 행한다. 기회가 오지 않으면 나타나지 않고, 마음으로 복종할 만한 군주가 아니면 섬기지 않는다. 가난이나 영달은 그 운에 맡기고, 출처진퇴(出處進退)는 마음 내키는 대로 한다. 야인이 되었을 때는 은

둔자의 모범이 되고, 세상에 나왔을 때는 명신(名臣)의 귀감이 된다. 어떤 자는 논문을 생각하고, 어떤 자는 나라의 정(鼎)이나 종(鍾) 등의 제기(祭器)에 공적을 새긴다. 비록 그 길은 다르다 해도 그 귀착하는 곳은 하나라서, 마음가짐에는 변함이 없다.[11]

선비는 존경받을 만한 행동을 할 수 있지만, 그렇다고 세상 사람이 반드시 그를 존경하고 있는 것만은 아니다. 사용할 수 있는 능력을 기를 수는 있지만, 반드시 그것이 사용된다는 보장은 없다. 갈(褐)을 입고 야채를 먹으면서 낚싯줄을 드리우거나 토끼를 쫓다 보면 마음이 즐거워지며, 차라리 이렇게 평생을 보낸다고 해도 좋으리라는 생각이 든다. 관(冠)을 쓰고 마차에 오르며, 붉은 빛, 보랏빛 인수를 지닐 때라 할지라도 본래부터 그러했던 것처럼 태연자약하고, 평민 시절과 조금도 다를 것이 없다. 이것이 곧 달인(達人)의 성품이다.

만약에 옛날의 좋은 도(道)를 쌓지 않고 청빈(淸貧)을 달게 받는 절조가 없었다고 한다면 그것은 자신의 죄가 된다. 만약에 자기를 알아줄 사람이 없고, 옥을 보고도 돌이라 우겨대고, 봉황을 굴뚝새라고 부르는, 그러한 대우를 받는 일이 있을지라도, 그것은 자기의 죄가 아니다.

대저 자신을 알리기에 급급하고 불우한 것에 구애를 받는 것은 소인의 마음이다. 호연지기(浩然之氣)를 기르고 담박무욕(淡泊無欲)한 것은 대인의 뜻이다. 기량이 큰 사람은 때가 이르렀다 하여 기뻐하지 않는다. 비록 때가 나쁘다고 하더라도 천지간의 이치를 아는 자는 결코 걱정하는 일이

없다. 그렇거든, 하물며 만금(萬金)과도 바꿀 수 없는 몸을
팔러 쏘다니고, 백 전(錢), 십 전의 대가를 요구한다. 그
얼마나 희생인가! 나는 그처럼 여가가 있는 사람이 못된
다."

■ 譯註

주1. 거냉
불우한 처지에 있다는 뜻.
주2. ~ 조용하여
恬愉靜素. 염유(恬愉)는 마음 속에 욕기가 없어 편안하고
즐거운 것. 정소(靜素)는 조용한 마음.
주3. ~ 아쉬워하고
晝競羲和之末景. 희화(羲和)란 태양이 지나가는 것. 또는
요제(堯帝)의 역법(曆法)을 맡아 다스리던 羲氏와 和氏. 여기
서는 전자. 그리고 말경(末景)은 석양.
주4. 번화한 거리
康衢. 길이 사면팔방으로 통하는 대로. 이것이 바뀌어 왕래
가 많은 장소를 뜻한다. 그러므로 번화한 거리(列子 仲尼).
주5. ~ 소리가 들리고
영척(寧戚)은 소를 기르면서 노래를 불러서 제(齊)나라 환

공(桓公)의 주의를 끈 일이 있다.

주6. ～ 있습니다.

이윤(伊尹)은 요리사의 신분에서 은(恩)나라 탕왕(湯王)에게 발탁되어 재상이 되었다.

주7. ～ 돌아가다 보면

六龍促軌於大渾. 육룡(六龍)은 경우에 따라 여러 가지로 사용된다. 여기서는 역경, 건궤(易經・乾軌)의 時乘六龍以御天의 뜻으로 사용된 것 같다. 여기서 전하여 천자의 차가(車駕)를 끄는 말. 六龍은 六飛와 같다(龍은 8자의 말). 軌於大渾은 우주를 도는 것. 그러므로 본문은 태양이라는 수레가 급하게 돈다고 해석했다.

주8. ～ 속삭입니다.

華顚倏忽而告暮. 화전(華顚)은 백발, 백수(白首)라고도 한다. 고막(告暮)이란 늙어 죽게 되는 것. 인생의 황혼을 말한다.

주9. ～ 탄식하였고

《論語》子罕(자한).

주10. ～ 슬퍼한 것도

《莊子》知北遊.

주11. ～ 참여하지 못하고

器不陳於瑚簋之末. 여기서 호궤(瑚簋)은 호연(瑚璉). 즉, 은(殷)나라 때 사용되던 제기(祭器). 뛰어난 인재를 말할 때 호연처럼 존중해야 될 사람이라 하여, 호연기(瑚璉器)라고 불렀다. 그러므로 이 문장은 뛰어난 인재이면서도 국가의 사직을 위해 제사를 지내는 중대한 국사에 참여하지 못한다는 뜻이 된다(《論語》公冶長).

주12. ~ 진리를 탐구하며

銳意以窮神崇. 여기서 예의(銳意)는 예지(銳志)로도 사용되는 것으로, 전심전력하는 것(《後漢書》朱穆傳).

주13. 두 마리의 쥐

인생이란 독사가 우물 속에 드리운 등나무 가지에 매달리고 있는 것과 같으며, 더욱이 해와 달이란 두 마리의 쥐가 그것을 갉아 먹고 있다는 불설의 비유.

주14. ~ 겨루어 주십시오.

競驚飇於清晨. 여기서 경표(驚飇)는 놀랄 만한 회오리바람, 즉 세상이 놀랄 만한 우수한 능력을 말하며, 청신(清晨)은 본래 내일 또는 내일 아침을 말한다(張九齡 詩). 그러므로 밝은 내일, 곧 성대에 우수한 능력을 겨룬다는 말.

주15. ~ 안 됩니다.

不盤旋以錯度. 반선(盤旋)은 산길 등을 빙빙 도는 것(韓愈 送李愿般谷序). 착도(錯度)는 기회를 잃지 말라는 말. 그러므로 진퇴의 기회를 놓치지 말라는 뜻.

주16. 정, 종.

정(鼎)과 종(鍾)은 솥과 술잔. 모두 종묘(宗廟)에 진열되는 제사도구로서, 고대인의 공적을 여기에 새겼다(魏志, 陳思王 植傳).

주17. 백성자고

우왕 때 제후가 될 것을 사양하고 스스로 밭을 갈았다.

주18. 운명.

靈機. 인간의 운명.

주19. 우주.

混芒. 混沌과 같다. 세계가 아직 성립하지 않고 천지의 구별이 없는 것. 즉 우주를 말함(芒은 茫과 같다) (鶡冠子).

주20. ~ 좋다.

挺治. 미리 다스린다는 말. 즉 홍수가 나기 전에 미리 방죽을 쌓는 것.

주21. 용광로

洪陶. 洪鈞(홍균)과 같다. 균(鈞)과 도(陶)는 같은 뜻으로, 도기를 빚어내는 가마. 조물주라는 뜻. 그러므로 홍도(洪陶)는 용광로에 비유.

주22. 渤海.

바다 이름. 원문은 「勃澥」. 海와 澥는 동의동성.

주23. 명검

龍淵. 龍泉과 같다. 명검의 하나.

주24. 범저.

전국시대(戰國時代)의 변설가(《史記》本傳).

주25. 공손홍, 복식.

모두 한(漢)의 대신들.

주26. 부열.

은(殷)나라 고종(高宗)의 아들. 본래는 흙일을 했다.

주27. 관중.

제(齊)나라 환공(桓公)의 모신.

주28. ~ 변함이 없다.

殊塗同歸. 가는 길은 여러 가지로 다르다 해도 그 귀결점은 같다는 것. 처음은 다르다 할지라도 마침내 하나가 된다는 것 (《易經》繫辭下).

권 20

(名實)

명실

　명실이란 표면으로 나타난 명예(名譽)와 실제의 공적(功績)을 비교적으로 생각할 때 흔히 사용되는 말이다. 혹은 명성(名聲)이나 실질(實質), 겉과 속, 외관(外觀)과 내실(內實)이란 표현으로도 쓰인다. 그러므로 속과 겉이라 해도 배신에 의한 심리적 갈등을 나타내는 표리(表裏)와 그 차원을 달리하고 있다.

　무릇 명예나 명성이라는 것은 결코 스스로 만들 수 있는 능동적인 성질의 것은 아니며, 외부 사람들의 칭송에 의하여 주어진 것이다. 그러므로 아무리 수양(修養)이 깊고 고결한 절조를 지니고 있는 선비라 할지라도 초야에 묻혀서 인간교제가 드물거나, 설령 교제가 있어도 스스로의 기량(器量)과 덕을 감추려고 하는 선비는 쉽게 그 실질을 알아볼 수 없기 때문에 거의 세상에 알려지지 않는다. 이것이 현명한 군주가 인재를 목마르게 찾으려는 이유이기도 한 것이다.

명예나 명성이라는 것은 자기 자신의 욕망하는 것과는 상관없이 사회와 국가의 덕을 베풀고 의롭고 충성스러운 일을 많이 하는 데 기인된다. 포박자의 말을 빌리면, 아무리 고산(高山)의 미옥이라 할지라도 세상에 나와야 오색의 제 빛을 발휘할 수 있고, 아무리 명궁(名弓)이나 명마(名馬)라 할지라도 적당한 주인을 만나야 제 구실을 할 수가 있다. 영재(英才)라 할지라도 조정에 등용되어야 비로소 그 기량의 크기를 인정받을 수 있는 것이다.

　나라의 인재를 등용함에는 명성과 실질이 버금하는 것을 이상으로 한다. 바꿔 말하면 명실상부(名實相符)한 인물을 원칙으로 한다. 이와 같은 선비가 조정에 등용되면 나라의 정치는 잘 행해지고, 백성은 태평가를 부르며, 나라는 강성하고 발전하기 마련이다. 반대로 허명(虛名)만의 사람들을 등용하면 조정은 아첨과 간사한 무리들도 도당이나 만들고 사리사욕만 추구하게 될 것이다.

　군주가 나라를 다스림에는 신하의 보필이 절대적이다. 신하가 없이는 국가의 정치는 불가능한 것이다. 그러므로 어진 신하의 발탁(拔擢)은 국가 흥망을 가늠하는 중요한 관건(關鍵)이 된다. 그러나 군주라 하여 천리안(千里眼)을 가지고 있는 것도 아니기 때문에 그늘에 가려져 있는 선비를 찾아낸다는 것은 결코 쉬운 일이 아니다. 따라서 요로(要路)에 있는 인사들에게 천거하도록 할 수밖에 없다. 여기에 명성과 실질의 등차(等差)가 비롯되는 것이다. 그러므로 현명한 군주가 되기 위해서는 명실(名實)을 가늠할 수 있는 총명과 안목(眼目)을 겸비하고 있어야 한다.

본 장은 명성만을 얻고자 하는 아첨꾼과 명성 따위는 대수로운 것이 아니라는 선비를 대칭적으로 비교하고 그 폐단을 지적함으로써 군주의 안목을 넓히려고 한다. 비록 그 명실의 판별이 어렵긴 하지만 충정과 경계심을 갖추면 역사에서처럼 훌륭한 인재를 고를 수 있다는 교훈적인 암시가 깃들어 있다.

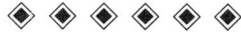

제자(弟子)가 물었다.

제자가 듣기로는, 후한 말(後漢末)의 영제(靈帝)와 헌제(獻帝) 시대(168～220)에는 인물의 품평(品評)[1]이 그릇되어서 재능이 뛰어난 사람은 어려운 생활을 벗어나지 못하고, 탐욕스러운 사람들만[2] 그 뜻을 얻었다고 합니다. 또 명성(名聲)은 실질(實質)과 같지 않으며, 가치는 실질에 버금하지 않았고, 출세한 사람이면[3] 모두가 현인(賢人)이라 하고 불우한 사람은 어리석은 바보라고 불렀다고 합니다. 그것은 무엇 때문입니까?

포박자가 대답했다.

대체로 천둥이 울린다 할지라도 그 소리를 듣지 못하는 사람이 있고, 해와 달 그리고 별들이 하늘을 돌고 있어도[4] 그것을 보지 못하는 사람이 있다. 그렇다고 하여 그들의 몸이[5] 귀머거리나 장님이라서 그런 것은 결코 아니다. 본래의 마음이 가려져 있기 때문이다. 즉, 바른 말을 들어도 그 뜻을 알지 못하는 자는 귀가 없는 것과 같으며, 남다를 영재(英才)를 본다 해도 알아보지 못하는 자는 눈이 없는 것이나 마찬가지이다. 왜냐하면 그의 귀로 신묘한 소리를 들어 본 경험이 없고, 그의 눈으로 진귀한 것을 분간할 수 있는 능력이 없기 때문이다.

무릇 지혜가 빼어나고 도량이 큰 사람은 경솔하게 처신하지 않으며, 언제나 산처럼 높이 솟아 우뚝 서 있다.[6] 기량이 작고 비천한 사람은 다북쑥처럼 바람에 날리고, 부평초(浮萍草)처럼 물 위에 떠다닌다. 산처럼 우뚝 버티고 있어서 아무리 밀치고 당겨 보아도 움직이지 않으며, 부평초처럼 물에 떠 있기 때문에 언제나 흘러갈 뿐 멈추는 일이 없다.

이것을 상품에 비교해 본다면 아무리 진귀한 물건이라 할지라도 한데 모아 봉인해 둔다면 좀처럼 팔리지 않는다. 북을 치면서 거리로 팔러 다니면 아무리 조잡한 물건이라 해도 팔리기 마련이다.

또 이것을 재목(材木)에 비유해서 말한다면, 높은 산꼭대기에 깊게 뿌리를 내릴 나무는 그 높이가 천 인(仞)에 이르고, 그 그늘이 일만 묘(畝-1묘는 30평)를 뒤덮고 있다 할지라도 알아볼 사람이 없다. 그러나 길가에 심어진 나무라면 설령 그것이 구부러지고 가늘며 썩기 쉬운 것이라 할지라도 사람들에게 쓰이게 된다. 이러한 까닭으로 조정(朝廷)에는 시들어진 버드나무로 만들어진 술잔과 접시들이 줄비하며, 깊은 골짜기에는 가래나무(梓)와 녹나무가 아직도 베어지지 않고 남아 있는 것이다.

이렇게 허명(虛名)을 도용하는 자는 땅강아지와 도마뱀

같은 자라 할지라도 하늘의 구름 위로 올라가고, 사들일 만한 진가(眞價)를 인정받지 못한 자[7]는 비록 청룡(靑龍)처럼 위대한 사람일지라도 저 구천(九泉)의 깊은 곳에 떨어져야만 했다. 그러므로 굴뚝새 따위도 바람을 타고 높이 올라가지만, 봉황(鳳凰)은 날개를 접고 어디론지 숨어버린다. 또 납으로 만든 무딘 칼이 태아(太阿)[8]와 같은 보검을 대신하고, 개나 양들이 호랑이와 이리의 자질을 흉내내려 한다.

대저 말재주가 있는 자가 뇌물(賂物)이란 날개를 펼치면, 아무리 높은 곳이라 할지라도 오르지 못할 곳이 없다. 당파(堂派)라는 배를 타기만 한다면 아무리 먼 곳일지라도 가지 못할 곳이 없다.

일찍 일어나 상대의 곁에 똑바로 서고, 듣기 좋은 말로 비위를 맞추며, 상대의 의중을 재빨리 알아차려 일을 처리한다. 그가 아첨하는 말은 제법 조리(條理)가 있는 것같이 들리고, 귀동냥한 말주변은 자못 학문을 한 것처럼 보인다. 마음 속은 검으면서도 얼굴 모습을 부드럽게 하여 어진 척하고, 행동은 깨끗하지 않지만 말은 곱게 하기 때문에 마치 청렴한 사람같이 보인다. 남의 결점을 즐겨 탓하는 것은 마치 충고(忠告)처럼 들리고, 서슴지 않고 함부로 내뱉는 말은 오히려 곧은 것으로 들린다. 그러므로 이러한 자들은 쉽게 출세한다.

그런데 자기를 받들어 주는 사람은 자기에게서 어떤 이득을 얻으려고 생각하기 때문이다. 자기에게 요구하는 것이 없는 사람은 자기를 좋아하지 않는다. 이것이야말로 자연의 도리이다.

대개 어진 사람은 언제나 많지 않고, 어리석은 자는 많기 마련이다. 많으면 무리를 지어서[9] 서로 결점을 없애고, 작으면 고립무원(孤立無援)하여 약해지기 마련이다. 아첨하는 자들은 서로 끌어올려 붕당을 짓고 바르게 가려는 길을 막아버리고, 현명한 사람들은 저 아래로 떨어져 알려지지 않는다. 좋은 친구를 끌어올리려 해도 길을 막아버리고 분수도 모르고 높은 자리에 오르려는 자들만이 무리를 이룬다. 그러므로 높이 오른 용도 추락할 것을 걱정하여 피눈물을 흘려야만 하였다.

그러할진대, 초(楚)나라의 대신인 자서(子西)는 대성인인 공자를 쫓아버렸고,[10] 노공(魯公)의 마음에 들게 된 장창(臧創)은 세상에서 드문 현인으로 손꼽히던 맹자(孟子)를 비방하여 그의 시관(仕官)을 저지시켰다.[11] 공자나 맹자 같은 사람도 그러한 재난(災難)을 속절없이 당했거든, 하물며 그보다 못한 사람들이야 일러 무엇하겠는가.

이러한 재난은 아마도 천지(天地)가 처음 열리던 때부터 비롯되었으리라 생각된다. 그것으로 인하여 괴로움을 당한 사람도 비단 당세의 사람만에 한한 것은 결코 아닐 것이다. 지난 날의 역사를 살펴보아도 같은 폐단(弊端)은 얼마든지 볼 수 있다. 짐이나 싣는 말이 옥으로 꾸민 수레를 끌면서 교만스럽게 머리를 처들고, 천리마(千里馬)는 동구밖 들판에 버려져 외로이 풀을 뜯고 있다. 보잘 것 없는 자들이 헛되이 녹(祿)을 먹고 있는 나라는 쇠망하기 마련이다. 아랫사람이 윗자리를 바꾸어 놓는 비극은 실제로 이러한 원인에서 비롯된다.

제(齊)의 환공(桓公)은 죽은 뒤에 가신(家臣)들의 권세다
툼 속에서 구더기가 나오도록 시체를 묻지 못했고,[12] 초(楚)
나라 영왕(靈王)은 유랑하는 몸이 되어 마지막 남은 충신인
신해(申亥)의 집에 머무를 수밖에 없었다.[13] 제(齊)의 민왕
(湣王)은 역적인 요치(淖齒) 때문에 발의 힘줄을 빼내서 사
랑 대들보에 걸어 거꾸로 매달려 죽게 했다.[14] 또 진(秦)의
이세황제(二世皇帝)는 대신인 조고(趙高)에게 망이궁(望夷宮)
에서 살해되고 말았다.[15] 생각컨대 이러한 일들은 발탁된
자들이 진실하지 못하고 충성스러운 인재를 등용하지 않았
기 때문이다.
  그러므로 현명한 군주(君主)는 현인을 초빙하는 데 노력
하였고, 숨어 있는 기재(奇才)를 발탁하는 일에 급급했으며,
유능한 인재가 세상 밑바닥에 깔리는 폐단을 없애려고 했
다. 아랫 백성의 실정이 자기 눈에서 가려지는 것을[16] 엄하
게 경계하였다.
  진정으로 나라일을 맡길 수 있는 자라면 소를 잡는 백정
이나 고기잡는 어부(漁父)라 할지라도 상관하지 않았다(太
公望을 말함). 그의 말이 유용(有用)한 것이라면 비록 병졸
(兵卒)의 신분이라 해도 서슴없이 발탁하였다(부열(傅說)?).
소먹이의 신분에서 일약 백관(百官)의 상좌에 앉게 된 사람
도 있다(진(秦)의 백리혜(百里奚)). 옥에 갇힌 몸에서 풀려
나 국가의 중임을 맡게 된 사람도 있다(제(齊)의 관중(管仲)).
이렇게 하여 그 명예가 높이 오르고 먼 지방에까지 정복하
여, 국경을 크게 넓히고 위광을 크게 떨치고 공을 세워서,
국운(國運)을 한없이 신창할 수 있었던 것이었다.

무릇 곧은 먹줄은 굽은 나무로부터 미움을 사게 된다. 청렴하고 공정한 자는 간사한 악인들에게는 언제나 원수처럼 여기지기 마련이다. 군주는 어진 선비를 찾고자 하나 나라 안을 속속들이 볼 수 있는 천리안[17] 같은 것은 없기 때문에 부득이 요로에 있는 사람들의 추천에 의할 수밖에 없다.

그러나 선대의 권력을 장악했던 사람들의 소행을 살펴보고 대체로 추천한 사람들이라 해도 자기 앞에 아첨한 자들이 대부분이고, 그들을 추천하는 것이 자기에게 이익이 되는 경우에 한할 뿐이다. 그들이 두려워하는 사람은 지극히 공정(公正)한 사람이고 그들이 좋아하는 것은 자기처럼 사리사욕(私利私慾)을 추구하는 사람들이다.

공정한 사람이 등용되면 간사한 무리들은 패하여 물러나고, 사욕을 추구하는 자들이 조정에 있으면 군주의 권위는 땅에 떨어지고 만다. 간사한 무리가 패배하는 것은 나라가 태평해지는 징후이며, 군주의 권위가 실추(失墜)하는 것은 나라가 망하는 첫걸음이 된다. 그들이 두려워하고 있는 상대를 비방할 때면 그 극을 치닫고, 그러한 상태는 다리를 자르거나 코를 베는 참혹한 행위로도 시원치 않다. 결국은 살해해야만 직성이 풀린다.

한편 자기 마음에 든 사람을 승진시키려 하면 더 없는 칭찬을 하고도 부족한 듯하고, 벼락출세를 시키고도 아직 만족하지 않는다. 마침내 다른 경쟁자들을 물리치고 독존(獨存)의 경지에 이르고서야 비로소 안심한다. 그러므로 억울하게 죄를 뒤집어 쓰고 죽거나, 죄도 없는데 파직(破職)

이 되는 경우가 있는 것은 결코 우연한 것이 아니다.

도덕을 몸소 실천하고 언행(言行)이 진리에 합치하며 산처럼 우뚝 버티고 선 사람, 뛰어난 재능과 도량을 지니고 미리 다가올 재난을 피할 생각을 하는[18] 사람, 그 사상(思想)은 대우주를 감싸고 그 역량은 옛날의 명신(名臣)과 버금하는 사람, 누추한 집에서 경서(經書)를 읽으며[19] 깊은 연못처럼 조용하고 태산처럼 굳은 사람은 어깨를 움추리고 남에게 아부하는 것을[20] 더 없는 수치로 생각하고, 차라리 골목 안의 생활을 즐기면서 고고(孤高)한 절조를 연마하고, 기량을 감추면서 진실을 다하여 살면서 천수(天壽)가 다 되기를 기다린다.

알맞은 때가 아니면 세상에 나가지 않고, 예가 아니면 행하지 않으며, 허름한 옷에 나물만 먹지만 결코 안달하는 일이 없다. 백발[21]이 다 되도록 때가 오지 않는다 할지라도 세상을 원망하고 싶은 생각은 추호도 없다. 어찌 태산의 준령을 줄여서 작은 끈 구멍으로 밀어 넣을 수 있으며, 구름처럼 큰 날개를 오무려서 새벽을 알리는 닭이 될 수야 있겠는가! 어찌 벼슬아치들과 어울려 범인 아래 움츠리고 살 수야 있겠는가! 어찌 봉황이 사는 숲을 버리고 가시덤불 속으로 달려가 썩은 쥐를 놓고 올빼미 따위와 다툴 수 있단 말인가! 어찌 이익만을 쫓아 살아가는 방법을 굽힐 수야 있겠는가!

어진 사람의 겉모습은 얼핏 옹졸하게 보인다. 매우 담백하여 오히려 숙연하기도 하다. 스스로 만족하고 말쑥하여 세상사를 모르는 바보같이도 보인다. 그러므로 아는 자가 드물지만, 그렇다고 하여 슬퍼하지도 않는다. 세상에 등용되지 않는다고 하여 안달하는 일도 없다. 매일 야채즙도 제대로 먹지 못하는 터이지만, 그러나 의롭지 못한 일은 하여 맛있는 요리[22]를 먹고 싶은 생각은 없다. 겹옷 한 벌로 일년 중 갈아입을 수도 없는 형편이지만 도리에 어긋난 일을 하여 여우 털옷을 입을 생각은 없다.

머리를 산발한 채 배개를 높이 하고 이미 가지고 있는 것들은 소중히 한다. 결코 허리를 굽히며 눈을 내려깔고 불필요한 물건들을 구하려고는 하지 않는다. 덕은 없으면서도 자리만 높은 사람들과는 사귀려 하지 않고, 명성이 실질과 같지 않은 사람들과는 친하려 하지 않는다. 또 출세하기 위하여 서로 다투지 않으며, 유력한 자나 간신 같은 대신과는 만나지 않는다. 비속하고 번거로운 말에는 대답하지 않으며, 남들이 허리를 굽혀 따르는 자는 쫓으려 하지 않는다.

용모는 어리석은 듯해도 뜻은 원대하며, 얼굴은 초췌한 듯해도 행동은 결백하다. 산처럼 의젓한 기상은 저울로도[23] 달 수가 없다. 바다처럼 넓은 도량[24]은 되나 말로 될 수가 없다. 몇 인(仞)의 높이에 솟아 있는 마음은 백관(百官)의 부(富)를 능가할 수 있는 무형(無形)의 부를 몰래 가지고 있어 세상에서 봉록을 도둑질하는 사람을 이에 비하면 마치 잡초와 같다. 세상에 뛰어난 절조는 가을 하늘 저 위에 아득하고, 세속을 떠난 정신은 푸른 하늘 끝 저 멀리 맴돌고 있다.

그러한 사람은 비록 가난한 생활을 하고는 있지만 권위

따위로 위협할 수는 없다. 비록 고생은 한다 해도 이익을 내세워 그를 낚을 수는 없는 것이다.

그 하고 있는 일은 귀로 들을 수는 있어도, 그 끝을 알 수 없다. 지키고 있는 도리는 눈으로 볼 수는 있어도, 그것을 입으로 설명할 수는 없다. 그러므로 이를 미워하는 자들은 입을 모아 비방[25]하려 하고, 이를 좋아하는 사람들은 그 수가 적기 때문에 아무런 역할도 할 수 없게 된다. 마치 한 줌의 흙으로는 황하(黃河)의 범람을 매꿀 수 없고, 한 되의 물로는 요원(燎原)의 불길을 끌 수 없는 것과 같다.

그리하여 큰 북을 치는 우렁찬 소리는 들리지 않고, 작은 북을 때리는 요란한 소리만이 활개를 친다.[26] 향기로운 풀은 베어지고, 냄새나는 마른 물고기가 대신 패옥(佩玉) 노릇을 한다. 울금초(鬱金草)[27]가 들어 있는 술은 바쳐지지 않고, 탁주(濁酒)만이 제단에 올라간다. 한혈마(汗血馬)[28]는 추방되어 귀를 눕히고, 절름발이 짐말이 화려한 수레[29]를 끌고 달린다. 그러므로 옛날 굴원(屈原)[30]이 품속에 모래를 넣고 돌덩이를 짊어진 채 강물에 몸을 던져 물고기밥이 된 것도 그들과 같은 세상에 살고 있음을 참을 수 없었기 때문이다. 아― 참으로 슬픈 일이다.

그러나 명목(名玉)이 진흙 속에 버려졌다고 하여, 그 야광의 빛이[31] 사라지는 것은 아니다. 옥과 돌을 분간할 수 없는 사람은 없기 때문이다. 비록 명궁(名弓)이 버려져 쓸 사람이 없다 할지라도 그 활이 약한 것은 아니다. 다만 그 가치를 인정한 사람이 없기 때문이다.

하지만 명옥은 초(楚)의 변화(卞和)[32]를 기다려 몇 개의 성곽과 맞바꿀 수 있는 가치를 발휘했고, 명궁은 봉문(逢門)33)을 기다려 비로소 두꺼운 갑옷도 꿰뚫을 수 있는 괴력(怪力)을 증명하였다. 명마는 자예(子豫)34)를 기다려서 비로소 빠른 속도를 보여 주었고, 영재(英才)는 지기(知己)를 만남으로써 비로서 그 능력을 과시할 수 있다.

만약 미옥(美玉)이 첩첩산중을 나오지 않았다면 누가 옥의 오색(五色) 빛깔을 알 것인가! 명궁이 백개의 갑옷을 뚫지 않았다면 그 활이 천 인의 구름 사이로 날아가는 새를 떨어뜨린 것을 누가 알겠는가? 명마가 붉은 수레를 끌지 않았다면 바람을 가르는 빠른 말을 누가 알겠는가? 영재가 권좌에 앉지 않았다면 백관(百官)의 업무를 통달할 능력이 있는 것을 그 누가 알겠는가?

만약에 적당한 주인을 만나지 못했더라면 아무리 미옥이라 할지라도 돌과 기와조각 속에 뒤섞일 것이며, 명궁이라 해도 썩은 나무와 다를 바 없고, 명마라 할지라도 평범한 짐말과 같을 것이며, 아무리 영재라 할지라도 보통 사람이 얻을 수 있는 명망밖에는 얻을 수 없을 것이다. 아아— 가시나무의 구부러진 화살로 웅거자(熊渠子)나 이광(李廣)35)보다 나은 궁사가 되기를 바라고, 지친 말을 몰아서 주(周)의 목왕(穆王)36)처럼 대여행을 하려 하고, 도끼를 버리고 노반(魯班)이나 묵적(墨翟)21)에 버금하는 묘기를 발휘하려 하고, 영재를 무시하고 이상적(理想的)인 정치를 하려고 한다면 아무래도 무리가 될 것이다.

이 세상에서 실질에 버금하는 명예는 얻지 못할지라도 장래에 좋은 평판이 되지 말라는 법은 없다. 하늘에서 내린 재주를 즐기고 운명에 순종할 줄 안다면 어떤 일이라도 후회하거나 고민할 것이 못된다. 세월의 흐름에 순종하는데 어찌 하늘을 원망하며, 사람을 나무랄 필요가 있겠는가!

■ 譯註

주1. 품평.
品藻乘濫. 품조(品藻)는 물건을 감정하여 그 가치와 등급을 논하는 것 또는 그 평가(評價). (漢書, 揚雄傳). 그 주(注)에 물건의 차이와 문질을 정하는 것이라 했다(品藻者定其差品及文質). 승남(乘濫)은 함부러 행하는 것. 즉 품평의 방법이 옳지 못함을 말함.

주2. 탐욕스러운 사람들.
饕餮. 도(饕)란 금전을 탐하는 것. 전하여 악한 짐승. 또는 악한 사람(左傳 文公十八年). 철(餮)은 음식을 탐하는 것. 그리하여 도철은 탐욕스러운 사람을 말한다.

주3. 출세한 사람.
通者. 통한 자. 즉 출세한 자. 반대로 색자(塞者)는 불우한 사람.

주4. 하늘을 돌고 있어도
七曜經天. 칠요(七曜)는 해(日)와 달(月), 그 외에 화(火),

수(水), 목(木), 금(金), 토(土) 등의 별을 말한다(王維 詩-星辰七曜隔河漢).

주5. 그들의 몸이

形器. 형체를 이룬 몸.

주6. ~ 우뚝 서 있다.

盤桓以山峙. 반환(盤桓)은 본래의 자리로 돌아오는 모습. 주저(躊躇). (陶潛 歸去來辭).

주7. 진가를 인정받지 못한 자

失實賈者. 실질적인 가치를 상실한 자.

주8. 太阿.

고대의 명검의 하나. 초왕(楚王)의 명에 의하여 풍호자(風湖子)가 만든 검(越絶書).

주9. ~ 무리를 지어서

比周. 주(周)는 올바른 방법으로 교제하는 것이고, 비(比)는 아첨으로 사귀는 것. 후세에 말이 바뀌어 악당의 의미로 사용되었다(說苑 君道).

주10. ~ 쫓아버렸고

《史記》孔子世家.

주11. ~ 저지시켰다.

《孟子》梁惠王下.

주12. ~ 묻지 못했고

《韓非子》十過.

주13. ~ 없었다.

《左傳》昭公十三年.

주14. ~ 죽게 했다.

《韓非子》姦刼弑臣.

주15. ~ 살해되고 말았다.

《史記》始皇本紀.

주16. ~ 가려지는 것을

導達凝滯. 여기서 응체(凝滯)는 막히는 것. 그러므로 백성들의 생활이 왕에게 전해지는 것을 막는다는 의미.《史記》太史公自序 上下無所凝滯.

주17. ~ 천리안

玄鑒(현감). 세상의 모든 만물을 한 눈에 볼 수 있는 천리안.

주18. ~ 피할 생각을 하는

懷霜履氷. 서리를 생각하고 얼음 위로 걷는다는 뜻. 모든 행동을 조심스럽게 처신한다는 말. 그러므로 재난을 미리 생각하는 것.

주19. ~ 경서를 읽으며

執經衡門. 집경(執經)은 경서를 읽는 것. 형문(衡門)은 은자 등이 사는 집의 문. 가난한 집(《詩經》陳風衡門).

주20. ~ 아부하는 것.

脅肩. 어깨를 움추리는 것.

주21. **백발**

黃髮. 노인의 머리카락(《史記》太史公自序). 注에는 노인의 머리가 희어지고 다시 노랗게 된 것을 말한다 했다(言老人髮白而更黃也).

주22. 맛있는 요리

太牢(태노). 소, 양, 돼지의 숫놈의 고기를 섞어 만든 요리. 사직의 제사나 천자의 식사로 제공되었다. 양과 돼지만을 小

牢(소노)라 한다. 이것이 바꿔서 진수성찬으로 사용되었다
(禮記 王制).

주23. 저울

銓衡(전형). 저울, 권형(權衡), 인물의 재능 또는 신분 등 재어 보는 것 또는 그 역할(晋書 吳隱之傳).

주24. 도량

斗斛(두곡). 1말과 1섬. 도량(度量)을 말함.

주25. 비방

齊聲(제성). 입을 모아 떠드는 소리.

주26. ～ 활개를 친다.

현인은 등용되지 않고 소인들만 채용된다는 비유.

주27. 울금초

玄鬯(현이). 울금초. 울금과 술풀(鬯草)을 담구어 향내를 내는 검은 기장의 술. 고대 종묘에서 사용하는 술.

주28. 한혈마

汗血(한혈). 한혈마(汗血馬) 또는 한마(汗馬)라고 한다. 주로 전쟁에 사용된다.

주29. 화려한 수레

鑾軒(난헌). 난은 천자의 수레에 달린 방울. 헌은 대부가 타는 수레. 그러므로 난헌은 화려한 마차.

주30. 屈原(굴원).

초(楚)나라 회왕(懷王) 때 충신. 시인으로, 초사(楚辭)의 대표적 작가. 간신의 모함을 받고 강물에 투신자살했다.

주31. 야광의 빛

玄黎(현여). 야광의 빛.

주32. 변화.

보석의 명인.

주33. 봉문.

옛날의 명사수.

주34. 자예.

간주(簡注)에는 손양(孫陽)의 잘못이라 하나, 확실치 않다.

주35. 웅거자, 이광.

모두 옛날 활의 명인. 돌에 화살이 꽂혔다 한다.

주36. 목왕

목왕은 마부인 왕량(王良)과 함께 천하를 주유했다.

주37. 노반, 묵적.

노반은 옛날의 명공. 묵적은 원래 학자였지만 나무로 연을 만들어 사흘 동안 하늘에 떠 있었다고 한다.

권 21
(清鑒)
청감

 청감(淸鑒)이란 말은 정확한 인식을 표현하는 함축성 있는 말인 것 같다.
 여기서 청(淸)이란 맑다, 밝다, 평온하다란 뜻이다. 설문(設問)에는 청(淸)은 밝은 것(朗)이고, 맑은 물의 모양이라 했고(淸, 朗也, 澄水之貌), 또 그 단주에는 랑(朗)은 명(明)이고, 맑은 후에 밝아지는 것이며, 그러므로 맑은 물의 모양이다(朗者明也 澄(澄)而後明, 故云澄水之貌)고 했다. 청(淸)은 물, 하늘, 소리, 눈동자, 향기, 성품 등이 맑다는 뜻이므로, 자연의 섭리를 생각케 하는 말이다.
 그러므로 맑은 것은 깨끗하고, 깨끗하면 곧 평온해지고, 평온해지면 밝은 지혜가 생기게 된다.
 또 감(鑒)은 거울, 본보기, 안식(眼識), 훈계 등의 명사류와 '본다'고 하는 동사형으로 구분된다. 감(鑒)은 본래가 밝은 달빛 아래 비치는 맑은 물을 담았다는 거울이란 뜻에서 비롯된다(周禮, 秋官). 거울은 사물을 있는 그대로 비치는 그릇이었다(左傳. 莊公二十一年).

그리고 그것은 돌이켜 볼 수 있는 인식의 지표(指標)가 된다. 이러한 지표에서 본보기(귀감)의 뜻이 생기고, 여기서 다시 마음의 거울, 즉 안식(眼識)이나 양심의 비판이란 세계로 의미가 확대된다.

그러므로 청감(淸鑒)이란 말은 사람이나 사물을 알아볼 수 있는 눈이며, 그것에 만전(万全)을 기하고자 하면 맑고, 밝으며, 고요한 마음가짐에서부터 가능하다는 말이다.

이것은 인륜(人倫)이란 현상을 중시하는 유가적 관점을 자연적인 위치에서 자신을 제삼자의 먼 자리에 놓고 사물을 생각하는 도가적인 사유방법으로 정확성을 기대하려는 말이라 할 것이다.

본 편은 인물감정의 어려움을 설명한 글이다. 즉, 외모나 언행만 보면 곧 그 사람의 모든 것을 알 수 있다는, 방종한 사람에 대하여 비평적인 입장에서 말한 내용이다.

무릇 인간이 인간을 바로 볼 수 있다는 것은 모든 생활에서 너무나도 필요하고, 또 피할 수도 없는 평범한 일이긴 하지만, 더없이 중요한 일이 아닐 수 없다. 가정생활에서도 식구들을 알아볼 수 있는 안식은 곧 정확한 이해의 지름길이며, 사회적인 교제에서 남을 알아본다는 것은 그 활동에 있어서의 발전의 모태가 될 수 있고, 정치하는 사람의 입장에서는 곧 국가 흥망의 요소가 된다 하겠다.

그러므로 포박자는 정사를 맡을 사람을 선정하는 데는 신중을 기하여야 할 것이라 했다. 개인적인 사교나 사회적인 활동과는 달리 나라의 정치는 그 사람의 인물 여하에 따라 막대한 영향을 미칠 수 있기 때문이다.

포박자는 외모나 밖으로 나타나는 언행은 무시할 수 없지만, 그것은 감정의 문제이며, 설령 일가견이 있는 자라 하더라도 언제나 정확한 것은 못된다고 했다. 또 사람의 구별이 불가능한 것은 아니나, 이는 천재에 해당되는 것이며, 일반 범인으로서는 불가능한 것이라 하였다. 더욱이 요나 공자와 같은 성인도 인물을 잘못 보고 대실수를 저지른 적이 있다. 그러므로 활의 명수라도 매번 적중할 수만은 없다는 것이다. 이는 인간의 제한된 총명으로 미지의 자연의 이치를 통달한 양 오인했기 때문이다. 어디까지나 적중은 활률적인 계산이며, 결코 자연과학상의 법칙이 될 수 없다고 하였다.

청감(淸鑒)이란 용어의 사례가 거의 없다는 점에서 역시 박학하기로 유명한 포박자다운 표현이라 하겠다.

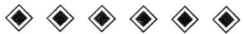

포박자가 말했다.

사람들은 흔히 '용기와 무력이 남보다 뛰어난 자[1]는 상장군이 될 그릇이고, 세상을 다스리는 도리에 밝은 사람[2]은 대신이 될 영재[3]다'고 한다.

그러나 장비(長飛)와 관우(關羽)[4]는 혼자서 만인에 버금하는 맹장이었지만, 모두 패하여 죽어서 군명(君命)을 욕되게 하고 보잘 것 없는 상대에게 목을 내놓은 꼴이 되고 말았다.

공융(孔融)과 변양(邊讓)⁵⁾은 문장에 있어서 그를 따를 자가 없을 정도였지만, 모두 정치의 실무에는 밝지 못하여 가는 곳마다 실패했다. 등우(鄧禹)와 마원(馬援)⁶⁾은 본래가 시골 서생 출신이었지만 전술에는 신묘했고, 소하(蕭何)와 조삼(曹參)⁷⁾은 경서를 읽고 깨친 바는 없지만 재상으로서 천자를 보좌하는 능력에는 부족함이 없었다.

이렇게 본다면 인물의 감정이란⁸⁾ 역시 쉬운 일이 아니다. 시험한 성적이 점점 좋아져서 이만하면 됐다고 할 때면 무거운 중력을 견뎌내지 못하고 허리가 꺾어져서 일을 엉망으로 만들어버리는 결과가 되고 만다.⁹⁾ 또 말하는 것을 듣고 용모를 살펴보려 하면, 혹은 그 중에는 비슷하게 보이는 것도 있어 참과 거짓이 뒤섞여버리고 만다.

그런데 '사람을 알아보는 것은 쉽다'고 생각하고 '한 마디만 들어보거나 한 번만 보아도 상대의 구석구석까지 훤히 알 수 있다'고 한다. 나는 그것을 매우 의문시하며 간단히 승복할 수 없다.

다른 사람의 선악(善惡)을 구별하고¹⁰⁾ 겉모습만 보고 그 사람의 마음 속을 꿰뚫어본다는 것은¹¹⁾ 인간이 노력한다고 해서 되는 것이 아니며, 선천적인 능력이다. 해와 달처럼 밝은 눈과 거의 들리지 않는 소리까지도 들을 수 있는 능력이 없다면 될 수 있는 한 이목(耳目)을 맑게 하여 점차적으로 등용(登用)하는 것이 바람직하다.

함부로 무거운 책임에 대하여 경솔하게 권력(權力)¹²⁾을 대여해서는 안 된다. 거두어들이기가 어려운만치 손해도 그만큼 크기 때문이다. 한 가지 일을 무사하게 해낸다 해서 다른 부분도 그렇게 할 수 있으리라고 생각하여 무턱대고 신용해서는 안 된다. 자기와 의견이 같은 사람이라 하여 반드시 그를 채용할 필요는 없으며, 자기와 반대 입장에 있는 사람이라 하여 반드시 무시해서는 안 된다.

어떤 사람이 나를 비난하며 다음과 같이 말했다.
천상의 세계도 해와 달에 의하여 신비한 일단(一端)을 나타냅니다. 지상의 세계는 모두가 눈에 보이는 형태(形態)를 갖추고 있습니다. 그러므로 산을 바라보며 물을 건너면 그 높이와 깊이를 가늠할 수 있습니다. 바람이 부는 방향과 구름이 흘러가는 모양을 보면 다가올 길흉(吉凶)도 예측할 수 있습니다.
지혜있는 자는 산에 나무가 시들지 않는 것을 보면 그 밑에 미옥(美玉)이 묻혀 있는 것을 깨달으며, 나루터가 매마르지 않는 것을 보면 물 속에 야광주가 잠겨 있는 것을 깨닫게 됩니다.[13] 혜성(彗星)이 나타나면 큰 물고기가 죽은 것을 알며, 일식(日蝕)이나 월식(月蝕)이 일어나면 기린이 서로 싸움을 하고 있음을 알게 됩니다.[14]
화산(華山)이나 곽산은 저울로 달 수는 없어도 한없는 중량을 미루어 살필 수 있습니다. 양자강(揚子江)이나 황하(黃河)는 되나 말로 그 양을 될 수는 없어도 무한한 수량(水量)을 알 수 없는 것만은 아닙니다. 홍혹(鴻鵠)의 날개나 녹기(騄騏-준마)의 발은 날고 달리지 않아도 그 빠름을 보증합니다. 호조(豪曹)의 검과[15] 서씨(徐氏)의 비수[16]는 칼집을 벗어나지 않아도 그 칼날의 예리함[17]을 의심하지 않습니다.
 교(駮)[18]의 새끼에게는 소를 들어마실 기백[19]이 있으며, 독수리 새끼는 매를 능가할 면혼(面魂)을 하고 있습니다. 풀이 우거지려고 한다면 토질이 비옥하지 않을 수 없으며, 물고기가 자라려면 연못이 넓어야만 합니다. 호랑이 꼬리는 살쾡이와 어울리지 않으며, 상아(象牙)는 쥐의 입에서는 생겨나지 않습니다.
 진(晋)나라 숙어(叔魚)의 탐욕스러운 마음은 태어난 시대의 인간상으로 나타납니다.[20] 양설식아(羊舌食我)가 그 집을 멸망시키는 징후는 그가 세상에 태어난 고고의 울음 소리에서부터 이미 비롯되고 있었습니다.[21] 신동(申童)은 무신(巫臣)이 하희(夏姬)를 호송하는 것을 보고 그들이 사랑의 도피를 꾀하리라는 것을 깨달았습니다.[22] 장부(張負)는 가난한 진평(陳平)이 반드시 위대한 인물이 될 것을 알고 손랑(孫娘)을 시집보냈습니다.[23] 범려가 오(吳)를 멸망시킨 후 상인이 되어 오호(五湖)에 은거한 것은 모시고 있던 월왕 구천(句踐)이 벌(峰)과 같은 눈과 새와도 같은 입(잔인한 인상)을 가지고 있었기 때문이었습니다.[24] 조(趙)의 평원군(平原君)이 진(秦)의 장수인 백기(白起)와는 서로 군사를 다투지 말라고 주장한 것은 백기의 머리가 뾰족하고 시선이 움직이지 않았기 때문이었습니다.[25] 주(周)의 문왕(文王)이 태공망(太公望)을 영접했을 때, 해 그늘이 아직 움직이기도 전에 이미 태공망을 스승으로 모시기에 충분하다고 판단하고 있었습니다. 촉(蜀)의 유비(劉備)가 제갈공명(諸葛孔明)

을 만났을 때 해가 아직 지기도 전에 이미 마음 속으로 즐거운 기분이었습니다.[26]

곽태(郭泰-128~169)는 천재라고 할 정도는 못된다 해도 사람을 보는 눈은 가지고 있었습니다. 즉, 영천군(潁川郡-河南省禹縣)에 들어가서는 이응(李膺)과 친구가 되었고, 진류군(陳留郡-河南省陳留縣)에 가서는 부융(符融)과 교제했고, 외황현(外黃縣-河南省杞縣)에 들어가서는 한탁(韓卓)과 친했고, 포정(蒲亭-河南省老城縣)에 갔을 때는 구계지(丘季智)[27]를 스승으로 섬겼으며, 학교에 갔을 때는 위소(魏昭)를 발견했고, 농민 중에서 모용(茅容)을 발탁했으며, 멜대를 매는 인부들 속에서 맹민(孟敏)을 발견하고, 재주있는 선비인 황윤(黃允)이 틀림없이 실패할 것이라고 예고하였습니다.[28] 결국 말과 같이 되었고, 하나도 틀린 것이 없었습니다.

만약 겉모습[29]만으로 예민하고 우둔한 것을 가려보고, 목소리만 듣고 그 성질이 급하고 느긋함을 알며, 거동만[30] 보아도 머리가 좋고 나쁨을 알며, 재물이나 색에 대하여 결벽한가 탐욕스러운가를 살필 수 있으며, 물건을 취급하는 것을 보고 상식의 유무를 알며 언행의 허실을 알 수 있고, 가정에서의 생활을[31] 보고 그 의향을 알며, 일의 처음과 끝을 보고 약속을 지키는가 어떤가를 알 수 있다고 한다면, 그 결과를 예측하는 것도 어려운 것만은 아니지 않겠습니까?

포박자가 대답했다.

나는 인물을 전혀 구별할 수 없고, 우수한 사람을 발탁하는 데 그 구체적인 방법이[32] 전혀 없다고 말하는 것은 아닙니다. 이러한 기술은 천재[33]에 해당되는 것이며, 상인의 행할 바가 못되는 것인즉, 자기도 그럴 수 있다고 생각하는 사람에게 한 마디 등용방법에 경고하고 싶을 뿐이다.

그 용모가 당당하고 준수하다고 하여 반드시 현명한 것이라고만 할 수는 없다. 몸이 왜소하고 병신 같은 사람이라 하여 반드시 용기가 있는 사람은 아니다. 담담하고 조용한 사람이라고 하여 반드시 겁쟁이라고 할 수는 없다. 겉모습은 같다 해도 내심은 다른 경우도 있다. 그 기성(氣性)은 달라도 하려고 하는 바가 같은 경우도 있다. 이것은 천지의 움직임에 일정한 법칙이 있고, 산천의 모양이 시종 불변한 것과는 다른 점이다.

사물 중에도, 멀리 있어도 알기 쉬운 것이 있고, 가까이 있기는 하나 측량하기 어려운 것[34]이 있다. 예를 들면 눈은 하늘을 둘러볼 수는 있지만, 목 둘레나 소매자락을 돌아볼 수는 없다. 귀는 멀리 뇌성을 들을 수는 있지만, 개미나 이(蝨)의 소리를 들을 수는 없다. 당거(唐擧), 여공(呂公), 번(樊), 허부(許負) 등은 관상을 보는 데 명인이라 할 수 있지만, 다만 장수할 것인가 단명인가, 돈을 벌겠는가 어떤가, 어느 정도의 벼슬에 오를 것인가를 예지할 뿐으로, 마음이 넓다거나 좁다거나, 행동이 고상하다거나 저질인가를 분명히 할 수는 없었다. 그러므로 사람을 알아보는 것은 옛 성왕도 어려운 것이라고 했다. 하물며 범인이야 말해 무엇하랴.

그런데 그대는 몸의 특징을 논한 예를 들었을 뿐, 정신을 논하지 못한 것은 비난을 받게 된 것이다. 그것은 문제의 근본에 미치지 못한 것으로, 틀렸다고 해도 좋을 것이다.

대저 화살은 아직 쏘지 않았을 때는 털끝이라도 맞출 수 있는 가능성을 가지고 있다. 다만 실제로 시위를 당겼을 때, 언제나 적중된다고 할 수는 없다.[35] 양설식아(羊舌食我)의 성격을 꿰뚫어본 숙향의 모친, 무신의 '사랑의 도피'를 간파한 신동(申童), 어느 쪽이나 한 번은 적중했다. 그러나 그들이 언제나 맞힌다고 할 수만은 없을 것이다.

요(堯)는 하늘에 버금하는 군주였지만, 그래도 실수하여 곤(鯀)처럼 능력이 없는 신하를 임명했다. 주공(周公)은 총명한 사람이었지만, 백금(伯禽)과 같은 악인에게 일을 맡기는 실패를 범하고 말았다. 공자(孔子)는 먼 미래를 예견할 수 있었지만, 담대멸명(澹台滅明)의 용모만을 보고 판단을 그르쳤다.[36] 오(吳)의 계찰(季札)은 천 년 전의 음악을 듣고 그 시대의 정치가 옳고 그름을 말할 수 있었지만, 눈 앞에 있는 기사(奇士)를 발견하지 못했다.[37]

사람을 알아보기란 이처럼 어려운 일이다. 곽태가 비록 많은 사람을 알아볼 수는 있다 해도 옛 성인 이상으로 눈이 밝았다고 할 수 있겠는가? 인재를 발견한 경우는 누가 보아도 분명히 인재인 줄 알 수 있지만, 채용해야 될 인재를 찾을 경우는 아무도 그것을 기억하지 못하는 것이 아니겠는가?

그리고 무엇보다도 중요한 것은 준재(俊才)를 무명의 시절에 찾아내고, 명마를 소금을 나르는 짐말 속에서 구별해

내고, 진주가 담긴 조개를 깊은 물 속에서 찾아내고, 야광의 구슬을 돌 속에서 지적하는 것이다. 예를 들면 채옹(蔡邕)³⁸⁾은 타다 남은 오동나무 재목으로 절묘한 소리를 내는 거문고를 만들어냈고, 평자(平子)는 흔히 있는 대나무 밭 속에서 뛰어난 피리를 만들었다.

그와 같이 육군(六軍－1군은 1만 2천 5백인)의 대열이나 시장의 군중을 한눈에 혼란도 없이 각각의 심중을 알아내고 과거와 미래의 운명을 꿰뚫어볼 수 있는 것이야말로 공전절후의 묘술(妙術)이라 할 것이다.

만약 그렇지 않고³⁹⁾ 어떤 사람의 이력(履歷)이 완전한가 결점이 있는가, 언행이 아름다운가 추한가 등을 속속들이 보고 감정한다 하면, 그것은 마치 실을 저울에 달거나 베(布)를 자로 재고 난 다음, 이 실은 무게가 적다느니 충분하다느니 하고 또 이 옷감은 자가 모자라느니 넉넉하다느니 하면서 평하는 것과 같다. 그런 일이면 아무라도 할 수 있다. 굳이 성인에게 폐를 끼칠 필요가 없다.

■ 譯註

주1. ~ 뛰어난 자
　용력절륜(勇力絶倫). 勇力은 용기와 무력, 絶倫은 남보다

뛰어난 것. 따라서 용기와 무술이 남보다 뛰어난 것을 말한다.

주2. ～ 밝은 사람

흡문치란(洽聞治亂). 洽聞이란 사물의 이치를 잘 아는 것, 견문이 넓은 것, 지식이 많은 것, 박문(博聞)과 같다(晉書, 張華傳). 그리고 治亂은 다스려 수습하는 것과 어지러운 것을 말한다(歐陽修, 朋黨論). 그러므로 세상을 다스리는 도리에 밝은 사람을 뜻한다.

주3. ～ 영재

삼구지재(三九之才). 삼공(三公)과 구경(九卿)이 될 수 있는 영재, 즉 대신이 될 사람.

주4. 장비, 관우

삼국시대 촉(蜀)의 명장.

주5. 공융, 변양.

모두 후한(後漢) 말기의 문인.

주6. 등우, 마원

후한 초의 명장군.

주7. 소하, 조삼

모두가 전한(前漢) 초기의 재상.

주8. ～ 감정이란

知人(지인). 서로 아는 사이. 친구라는 뜻인데, 여기서는 사람을 알아본다는 뜻이다.

주9. ～ 되고 만다.

恐成折足(공성절족). 일이 다 이루어졌다 생각할 때 갑자기 실패하고 만다는 것.

주10. ～ 구별하고

區別臧否(구별장부). 선악을 구별하는 것. 장부(臧否)는 좋고 나쁜 것. 선악(善惡), 숙특(淑慝), 또는 선인과 악인(諸葛亮, 出師表).

주11. ~ 본다는 것은

瞻形得神(첨형득신). 겉모양을 보면 곧 그 마음을 알 수 있는 것.

주12. 권력

利器(이기). 날카로운 칼이란 뜻에서, 영재(英才), 기량(器量), 또는 정권(政權), 권세(權勢) 등의 뜻으로 사용된다. 여기서는 권세(尹文子, 大道上).

주13. ~ 깨닫게 됩니다.

《순자(筍子)》 勤學.

주14. ~ 알게 됩니다.

《회남자(淮南子)》 天文訓.

주15. 호조의 검

豪曹之劒(호조지검). 월왕(越王)인 구천(句踐)이 소유하고 있는 명검.

주16. 서씨의 비수

徐氏匕首(서씨비수). 형가(荊軻)가 진시황(秦始皇)을 자격하기 위하여 사용되었다.

주17. 칼날의 예리함

立端(입단). 칼날을 세운 것. 즉 예리하다는 뜻이다.

주18. 駮(교)

말과 비슷한 맹수로서, 호랑이를 잡아먹는다고 한다.

주19. ~ 기백

吞牛之容(탄우지용). 소를 통째 마실 정도의 기세라는 뜻으로, 대단한 기상을 말한다. 탄우지기(吞牛之氣)와 같다.

주20. ~ 나타납니다.

숙어(叔魚)의 상은 호랑이 눈에 돼지 입이라서 그의 모친은 장래 수회죄(收賄罪)로 죽게 될 것이라고 예고했다.《국어(國語)》진어(晋語).

주21. ~ 있었습니다.

식아(食我)가 태어날 때 조모는 그 울음 소리에 놀라면서 "저것은 이리의 울음 소리다. 기필코 양설씨(羊舌氏)의 멸망이 다가왔다"고 예언했다 한다.《좌전》소공28년.

주22. ~ 깨달았습니다.

하희(夏姬)는 진가(陳家)의 소동의 원인이 된 요부. 초(楚)나라 대신인 무신(巫臣)은 초왕(楚王)이 이를 취하려 하자 간하여 자기가 호송했지만 실은 생각이 달랐다.《좌전》성공2년.

주23. ~ 시집보냈습니다.

《사기(史記)》진승상세가(陳承相世家).

주24. ~ 때문이었습니다.

《오월춘추(吳越春秋)》

주25. ~ 앉았기 때문이었습니다.

《세설신어(世說新語)》언어편주(言語篇注).

주26. ~ 기분이었습니다.

復心(복심). 배와 가슴(孟子 離婁下). 그것이 바뀌어 자기와 마음이 같아서 믿어지는 것을 말한다(詩經 周南免罝). 또는 충심(衷心). (史記 淮陰候傳).

주27. 仇季知(구계지).

후한서 곽태전(郭泰傳). 운중(雲中)에는 兵季智로 되어 있다.

주28. ~ 예고하였습니다.

《後漢書》郭泰傳.

주29. 겉모습

符表(부표). 여기서는 겉모습.

주30. 거동

원문은 擧厝(거착)인데, 행동하는 것과 정지하는 것을 말한다. 거조(擧措)와 같다. 厝(착)은 錯의 고자. 錯은 措와 동의어(南史 柳世融傳).

주31. 가정에서의 생활

규곤(閨閫). 작은 문과 문지방, 곧 가정생활을 말한다.

주32. 구체적인 방법

形理(형리). 구체적인 방법.

주33. 천재

大明者(대명자). 모든 이치에 밝은 자. 즉 천재.

주34. 측량하기 어려운 것

원문은 「난료(難料)」. 즉, 생각해내기 쉽지 않은 것.

주35. 언제나 적중된다고 할 수는 없다.

원문은 「恒不得爲工」인데, 간주에 따라 不恒의 잘못이라 본다.

주36. ~ 판단을 그르쳤다.

멸명(滅明)은 덕은 높았으나 추한 얼굴이었다(《史記》仲尼弟子列傳).

주37. ~ 발견하지 못했다.

계찰(季札)이 땅에 떨어뜨린 돈을 보고 옆에 서 있는 양치는 사람에게 주려고 하자, 그걸 보고 화를 내었다. 《韓詩外傳》十.

주38. 채옹(蔡邕).

후한 말의 문인. 음악에 조예가 있다.

주39. 만약 그렇지 않고

원문은 「若如未論」. 교어에 의하면 아래에 탈자가 있다 한다.

권 22
(行品)
행품

행품(行品)이란 인간의 행동에 대하여 등급을 매긴다는 말이다.

여기서 행(行)이란 보행에서부터 시작하여 거쳐 가고, 보내며, 또 그 가는 길이라는 뜻이다. 또 가는 길을 정신적으로 비유해서 행동, 실천이란 뜻이 되며, 그러한 인간의 길을 다스린다는 의미에서 '길귀신(道神)'이란 뜻도 포함된다.

또 품(品)은 口(입 '구')가 셋 모인 형상으로, 많은 사람을 뜻한다. 각인각색(各人各色)이란 의미에서 사물의 종류, 성질이 되고, 이를 평가한다는 데서 등급이란 의미가 되기도 한다. 그러나 한편 많다는 것은 동일하다는 의미도 있다. 각기 다른 사람이라 해도 공통된 행위가 필요하다 하여 법도(法度)나 의식(儀式)이란 뜻이 된다. 이것은 인간생활의 유지와 누구나 죽게 된다는 점에서도 하나가 된다는 뜻이다.

그러므로 행품(行品)은 각기 다른 사람들의 행동을 동일한 척도 위에서 등급을 매길 수 있다는 말이다. 그리하여 여기에 선인과 악인을 칠십여 가지로 설명했던 것이다.

그러나 포박자의 지론(持論)은 그러한 평가가 결코 쉬운 일이 아니라는 것이다. 즉, 사람의 기량(器量)을 알아본다는 것은 그 진위(眞僞)가 비슷하기 때문에 구분하기 어렵다 하고, 그 실예를 들었다.

용모나 언행은 예의나 규범에 어긋남이 없어도 그 실은 출처진퇴(出處進退)가 좋지 않고, 외모는 보잘 것 없으면서도 일을 처리함에는 빈틈이 없는 자가 있으며, 만능의 재주가 있는 듯싶으나 그 뜻을 표현하지 못하며, 평소에는 공손하나 마음이 소잡하고 산만한 자가 있는가 하면, 대담하고 무술에 능한 듯싶어도 실전에는 실패만 거듭하고, 겁쟁이처럼 보이던 자가 대담하고 무예가 출중한 경우도 있다. 또 효제(孝悌)하기는 하나 일을 감당치 못하는 자도 있고, 평소 방약무인한 것같이 보이는 자가 일을 맡으면 철저하게 다루는 자도 있다는 등의 열 가지 예를 들었다.

그러므로 포박자는 사물이 비슷한 것 같아도 사실은 다르기 때문에 성인들까지도 종종 큰 실수를 범하는 경우가 있다고 했다. 다만 그러한 사람을 잘못 보는 실수를 최소한으로 줄이기 위해서는 전편에서 주장한 것처럼 청감(淸鑒)의 자세가 필요하다고 주장했다.

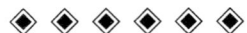

포박자가 말했다.

천지(天地)의 조화를 한몸에 모우고[1] 해와 달과도 같은 밝은 지혜로서 미묘한 이치를 밝히며, 시원스러운 문장으로 이를 나타내고, 마음은 스스로 맑게 닦아 신묘한 세계로 들어간다. 이것이 이른바 성인이다.

천성(天性)이 기고(氣高)하고 순수하며, 그 이상은 높이 솟아[2] 속세를 떠나고 있지만 밖으로 나타나는 그 모습은 어찌보면 어리석은 듯 보인다. 그러나 같은 잘못을 두 번 다시 범하지 않고, 옳지 못한 자에게 아첨[3]을 할 줄도 모른다. 이것이 현인(賢人)이다.

무위 자연(無爲自然)의 조용한 경지[4]에 살면서 곧은 생활을 다듬고, 마음에 거리낌없이 평화롭게 지낸다. 이런 이를 도인(道人)이라 한다.

부모님이 살아 계실 때는 마음을 다해서 섬기고, 돌아가신 후에는 그 제사를 모시는 일에 태만하지 않는다. 부모님으로부터 물려받은 신체발부(身體髮膚)[5]가 상하는 일이 없도록 주의하고[6], 후세에 이름을 떨쳐서 부모님의 명예를 높게 한다.[7] 이것이 효자(孝子)이다.

생명이 있는 것에는 측은한 마음으로 보고, 언제나 자신을 용서하는 것같이 남을 용서하려는 마음으로 다른 사람을 대한다. 이것이 인인(仁人)이다.

몸과 마음을 다하여 나라를 위하고, 아무리 험난한 일을 당해도 절조를 굽히지 않는 것이 충인(忠人)이다.

눈에 잘 보이지 않는 미묘한 이치를 터득하고, 미래의 길흉화복(吉凶禍福)[8]을 깨닫는 사람은 명인(名人)이다.

세상이 잘 다스려지고 있는가, 아니면 어지러운가[9]를 헤아려 깊이 생각하고,[10] 그 거취를 정하므로써 자신을 지키는 것이 지인(智人)이다.

 어름과 서리같이 결백하며, 그 결백함은 권세나 이익 때문에 더렵혀지지 않는다. 이것이 청인(淸人)이다.

 역경(逆境)이나 순경(順境)을[11] 당한다 해도 시종 그 태도를 달리 하지 않으며, 설령 위란을 당한 경우라 하더라도 의심할 줄 모른다. 이것이 의인(義人)이다.

 끝까지 한번 한 말을 반드시 지키며, 상대가 영락했다 할지라도 마음이 달라질 리 없다. 이것이 약속을 지키는 신인(信人)이다.

 예리한 필봉(筆峰)으로 생각한 바를 펼치고, 그 문장은 이론이 정연하여 막힘이 없다. 이것이 문인(文人)이다.

 과감하게 용기를 내어[12] 분기하여 무기를 들고 국난(國難)을 수습한다. 이것이 무인(武人)이다.

 고전(古典)의 깊은 뜻을 밝히고, 널리 옛 말을 섭렵함으로서 진리를 탐구하는 자, 곧 유인(儒人)이다.

 도의에 정진하여 마음을 닦고 촌음을 아껴 덕을 높이려는 사람은 익인(益人-진보하는 사람)이다.

 많이 가지고 있으면 재난(災難)을 당한다는 것을 알고 녹리(祿利)에 대하여 무욕염담(無慾恬淡)한 사람은 염인(廉人)이다.

 손해나 이득 때문에 절조를 바꾸지 않으며, 바라던 물건을 보았다 해서 뜻을 변하는 일은 없다. 이것이 정인(貞人-바른 사람)이다.

다른 사람의 급한 경우를 보고[13] 자기의 고생도 잊고 남의 일을 걱정하기를 좋아하는 사람, 이것이 독인(篤人)이다.

마지막까지 자기의 결백한 본분을 지키고, 목숨이 아깝다 하여 도피하려고 하지 않는다. 이것이 절인(節人)이다.

기지(機智)가 넘치는 미사(美辭)를 토로하고, 그 하는 말이 요령이 있고 유창하며 논리에 합당하다.[14] 이것이 변인(弁人)이다.

자신을 항상 낮추고, 공은 다른 사람에게 사양하며, 비록 출세했다.[15] 할지라도 항상 공손한 사람은 겸인(謙人)이다.

가족과의 친목을 중요시하고, 언제나 몸을 바르게 지키고 도리에 순종하는 사람은 순인(順人)이라 한다.

혼란한 사태에 임해서도 결단을 내리고, 규율을[16] 지켜서 사심(私心)이 없는 사람, 이것이 곧 간인(幹人-기둥이 될 사람)이다.

집 안에 은거하는 사람 중에서 대신을 발탁[17]하고, 정치의 정체(停滯)를 훌륭하게 해결한다. 이것이 이인(理人-다스리는 사람)이다.

전체의 궤도(軌道)를 계산하고, 흥망의 과정을 추측하는[18] 것이 술인(術人)이다.

백도(白刀)로 목숨을 끊지 않고, 숲과 골짜기에서 맹수들과 격투하는 것이 용인(勇人)이다.

위용(威容)을 갖추어서 대중을 숙연하게 하게 하고, 법도를 지켜서 거역하지 않도록 한다.[19] 이것이 엄인(嚴人)이다.

편리한 기계를 발명하여 이를 이용하고, 음률(音律)과 수리(數理)를 소상하게 밝힌다. 이것이 예인(藝人)이다.

아무리 난폭한 자를 만나도 고개 숙이는 일이 없으며, 오히려 꺼리끼지 않고 고통을 받는다 할지라도 항복하지 않는다. 이가 곧 할인(黠人-현명한 사람)이다.

아침 저녁으로 태만하지 않고 노력하며, 어려움을 당하여도 고로(苦勞)를 잊는 사람, 그것이 근인(勤人)이다.

남에게 비방을 당한다[20] 해도 태연하며, 다른 사람들의 말에 현혹되지 않는 사람을 경인(勁人)이라 한다.

남에게 칭찬을 받을지라도 기뻐하지 않고, 걱정되는 일을 당해도 안색이 변하지 않는 사람이 있다. 이것이 심인(審人)이다.

좋은 일인 줄 알면 반드시 행하고, 세간의 사람들이 의심하고 있다 해도 주저하지 않는다. 이러한 사람이 곧 과인(果人-과단성 있는 사람)이다.

정의에 따라서 그 진퇴(進退)를 정하며, 요행 따위는 바라지도 않는다. 이것이 근인(謹人)이다.

전전긍긍(轉轉兢兢)하면서 예법을 삼가하고, 가까운 사람에게도 먼 사람에게도 실례를 하지 않는다. 이것이 양인(良人)이다.

소박하고 검소한 생활방법을 고수하며 욕심을 내지 않는다. 시대가 변하여도 생활방법을 바꾸지 않는다. 이것이 박인(朴人)이다.

이와 같은 모든 행위 중에서 그 하나도 몸소 행하지 못하고 선인의 생활방법을 답습하려고 하지 않는 사람이 곧 하인(下人)이다.

문하생이 물었다.

착한 사람들의 행위에 대해서 이미 그 대강을 들었습니다. 세속에서 경계해야 될 악한 자들의 일에 대해서도 가르쳐 주십시오.[21]

포박자가 대답했다.

낳아준 부모를 봉양하지 않고, 도리에 어긋나며, 몸을 위태롭게 하는 자를 패인(悖人)이라 한다.

사악하고 거짓된 마음을 품고, 명예를 도용(盜用)하며, 사리(私利)만 즐기다가 목숨을 잃고 마는 자가 역인(逆人)이다.

인의(仁義)의 정도(正道)에 배치되고, 다른 사람을 위험하게 하고, 자기만 편안하게 지내기를 원하는 것이 흉인(凶人)이다.

다투기를 즐겨하여 만족할 줄 모르고, 옳은 사람을 미워하고, 곧은 인물을 해친다. 이것이 악인(惡人)이다.

규칙을 남발하여 잔혹한 행위를 자행하고,[22] 살인을 즐기고 잔인한 짓을 예사로 여긴다. 이것이 학인(虐人)이다.

못된 말만 꾸며서 남을 매장하려 하고, 충직하고 바른 사람을 거듭 비방하는 자가 참인(讒人)이다.

비록 말은 교묘하게 잘하지만, 그 행위는 말과 같지 않다. 실제로 행하는 것은 오탁한 것이면서 겉으로는 청렴한 척한다. 이러한 자가 영인(佞人)이다.

일의 곡직(曲直) 따위는 알아보려 하지 않고, 다만 승부에만 집착하여 방자하게 화를 내는 사람, 이가 곧 폭인(暴人)이다.

작은 선행을 베풀어서 남들로부터 신용을 얻지만, 마음 속으로는 독(毒)을 품고, 친하지 않는다. 이것이 간인(姦人) 이다.

주군(主君)의 풍자하는 바를 재빨리 알아채고 그 비위를 맞추며, 주군의 욕망을 먼저 헤아려서 그 비행을 돕는다. 이것이 첨인(諂人)이다.

뒤에 번복할 말을 예사로 지껄이고 가볍게 받아들이면서 실행은 하지 않는다. 이것이 허인(虛人)이다.

이익이 된다고 보면 도의(道義)라도 잊고, 염치 불구하고 그것을 얻으려 한다. 이것이 탐인(貪人)이다.

미인을 보면 마음이 동하고, 아름답게 치장을 하고 있으면서도 사악한 것을 생각한다. 이것이 음인(淫人)이다.

이미 결정적인 사실을 보고도 의혹을 품고, 자칫 잘못하여 후회가 많다. 이것이 암인(闇人)이다.

옛부터 전해 오는 교훈을 어기고 자기 마음대로 행동하고, 자기보다 나은 사람에게 묻는 것을 수치로 생각한다. 이것이 손인(損人—퇴보하는 사람)이다.

좋은 일인 줄 알면서도 힘을 쓰지 않고, 비록 여러 가지 일을 해보았으나 하나도 성공하지 못했다. 이것이 열인(劣人)이다.

덕행(德行)을 버리고 닦지 않는다. 권력있는 자에게 봉사하여 마음에 들려고만 한다. 이것이 폐인(弊人)이다.

가까운 길을[23] 통하여 빨리 출세하기를 원하고 뇌물을 바쳐서 경쟁에 이기려 한다. 이것이 사인(邪人)이다.

오만하기 그지 없는 데다가 무례(無禮)하기까지 하며, 자기보다 나은 자라면 즐겨 모욕(侮辱)하기를 좋아한다. 이것이 한인(悍人)이다.

실속없는 죄를 진압하는 일을 가지고 간단히 처리했다고 말한다. 별로 어려운 일도 아닌 것을 대단한 것처럼 떠벌인다. 이것이 겁인(怯人)이다.

여러 사람이 모인 앞에서 변설을 늘어 놓고, 그대로 실천도 하지 못하는 주제에 자신을 극구 칭찬하려는 자, 이것이 천인(賤人)이다.

무엇이 옳고 그릇된 것인가를 분별하지 못하고, 또 그것을 알려고도 하지 않는다. 그것이 완인(頑人)이다.

일이 그릇됨을 알면서도 바로 고치려 하지 않고, 충고[24]를 들으면 점점 더 심해진다. 이것을 혹인(惑人)이라 한다.

남을 도우려는 마음은 추호도 없고, 친척이나 옛 친구라도 간단히 절연한다. 이것이 박인(薄人)이다.

자기를 추종하지 않는 상대를 미워할 뿐만 아니라, 남의 불행을 즐거워하는 사람이 투인(妬人)이다.

재산에만 마음을 기울이고, 의리가 없으며, 남의 곤궁한 처지를 보고도 구하려 하지 않는 자, 이것이 인인(吝人)이다.

부귀(富貴)라면 어떤 위험도 무릅쓰며 화를 당해도 후회하는 일이 없다. 이것이 우인(愚人)이다.

마음이 대범하지 못하고 당파심만 강하다. 바라는 것은 이익뿐이다. 이러한 자가 소인(小人)이다.

매와 개를 놓아 들새와 들짐승을 사냥하는 것만을 좋아하며 멈출 줄을 모른다. 이것이 미인(迷人)이다.

의복은 계급에 따라서 그 장식이 다른 것인데, 그것도 모르고 장식품이나 애완물 등의 아름다움을 자랑하며 즐거워한다. 이것이 사인(奢人)이다.

 미녀들과 함께 주연을 탐하고, 의리있는 사람의 경사나 조의를 표할줄 모른다. 이것이 황인(荒人)이다.

 수양하려는 마음은 이미 없어지고 집안일마저 태만하다. 이것이 난인(嬾人-게으른 사람)이다.

 아무리 억누르면서 위엄을 보이려 해도 위엄이 없다. 언제나 출랑대며[25] 생각에 빠지는 일이 없다. 이것이 경인(輕人)이다.

 도의(道義)의 문제에 대해서는 술에 취한 듯 무감각하고, 돈을 버는 얘기만 들으면 가슴이 물결처럼 울렁거린다. 이것이 예인(穢人)이다.

 재능이 천박하기 때문에 하는 일에 어긋남이 많다. 진퇴(進退)를 어떻게 하면 좋은 것인지조차 알지 못한다. 이것이 분인(苯人-추잡스러운 사람)이다.

 현명한 사람을 미워하고 존경하지 않는다. 고상한 말을 들으면 마치 귀머거리가 된 듯하다. 이것이 은인(嚚人-어리석은 사람)이다.

 진품을 보아도 그것을 구별하지 못하고, 귀에 대고 알려줘도 그것을 깨닫지 못한다. 이것이 폐인(蔽人-이목(耳目)이 가린 사람)이다.

 도의(道義)에 어긋나도 머뭇거리고,[26] 예의(禮義)에 어긋나도 머뭇거리고, 예의(禮義)나 법률을 범하고도 돌아보지 않는다. 이것이 난인(亂人)이다.

동작을 할 때마다 남에게 빈정거림을 받고, 말을 하면 사리에 맞지 않는 자가 곧 졸인(拙人)이다.

 부호(富豪)에 대해서는 노예처럼 봉사하다가도 상대가 영락해버리면 곧 등을 돌리고 만다. 이것이 특인(慝人-간특한 사람)이다.

 빈천(貧賤)한 옛 친구를 버리고, 신사를 오만하게 무시하는 자, 이가 곧 교인(驕人)이다.

 용색(容色)이 쇠퇴한 처를 버리고 바람을 피우고, 취직을 하기 위한 것도 아니고 그렇다고 유학을 한 것도 아니면서 집을 떠났다. 이것이 탕인(蕩人)이다.

 충성과 신의가 순수하거나 견고한 바는 조금도 없고, 자기를 길러준 은혜를 배신하고 이익만 쫓는 자, 이가 반인(叛人)이다.

 서로 얼굴을 마주대할 때는 칭찬을 하다가도 헤어져 돌아서면[27] 비방하는 것이 위인(僞人)이다.

 언제나 고집이 세고[28] 자기 마음대로 행동하며, 충고를 거절하고 듣지 않는다. 이것이 자인(刺人)이다.

 또 포박자가 말했다.

 사람의 기량을 알아본다는 것은 쉬운 것은 아니다. 진위(眞僞)가 서로 비슷하기 때문이다.

 선비 중에는 용모가 수려하고, 그 풍채도 상품인 사람이 있다. 쳐다보기만 해도 황홀한 기분이 들고, 접하면 마음이 끌릴 뿐만 아니라, 그 위엄 또한 용호(龍虎)와 같고, 그 행동거지(行動擧止)는 규범에 어긋남이 없다.

그러나 마음과 정신은 암우(暗愚)[29]하여 아무런 재능도 없다. 마음 속은 텅 비어 있어 피부에 나타난 것이 그 전부이고, 입으로는 한 마디 기설(奇說)도 토해내지 못할 뿐만 아니라, 붓을 들면 반구의 명문도 짓지 못한다. 조정에 들어간다 해도 백성을 다스릴 능력이 없고, 국외로 나가면 군사를 통솔하지도 못한다. 사무를 본다 해도 일마다 그르치고, 군주의 명을 받아 사신으로 간다 해도 군주를 욕되게 할 뿐 외교적 성과를 거둘 수 없다. 출처진퇴(出處進退)가 좋다고 할 만한 것이 없다.

이것이 구별하기 어려운 예의 하나다. 또 선비 중에는 풍채는 질박(質樸)하여 초췌한 듯하고, 모습을 땅달막하여 추한 듯 보이며, 말소리는 새되고 가늘며,[30] 그 동작은 매우 어색한 듯 보인다.[31]

그러나 마음 속에는 영재(英才)를 담고 있으며, 경학(經學)에 밝을 뿐만 아니라 그 행동 또한 고결(高潔)하다. 그 재간(才幹)은 옛 명신[32]을 능가하고, 문채(文綵)는 마치 봄날 숲처럼 풍요롭다. 또 문관(文官)이 되면 그 치적을 크게 올리고, 무관(武官)이 되면 한 사람의 병사도 잃는 일이 없이 대승리를 거두는[33] 사람이 있다. 이것이 구별하기 어려운 예의 둘이다.

선비 중에는 그 계책이 심오하고, 그 기술은 거의 신의 경지(境地)에 들어가며, 일의 성패(成敗)를 꿰뚫어볼 수 있는 눈과 신비(神秘)를 깨닫는 예지(叡智),[34] 그리고 재주있는 솜씨와 만능의 지혜가 있으면서도 입은 마음을 전하지 못하고, 붓은 생각을 전할 수 없으므로, 잠깐 만나 보는 것만으로는 보통 사람과 다른 것이 없다. 이것이 구별하기 어려운 예의 셋이다.

선비 중에 예리한 기지가 풍부하고, 말은 번득이는 날 같고, 묘한 비유(譬喩)가 파도처럼 솟아오르고 바람처럼 일어난다. 그러나 자기 입으로 말한 것을 그 스스로 행하지 못하고, 옛 일을 잘 알고는 있으면서도 목전의 세상을 다스리는 일에는 서툴다. 정사를 행하면 정치는 혼란하고, 세상을 다스리면 백성들로부터 원망만 듣고 만다. 이러한 것이 분별하기 어려운 예의 네번째이다.

선비 중에는 겉모습은 매우 공손하고, 용모와 언어도 근직(謹直)하지만, 정신은 조잡하고, 주의가 산만(散慢)하며, 중임(重任)을 맡아도 우려하는 기색이 없고, 직책을 맡고도 일을 다스리지 못한다.[35] 이것이 구별하기 어려운 예의 다섯이다.

선비 중에는 활을 쏘면 명중하고, 맨손으로 번쩍이는 칼 속으로 파고들며, 말 등에서 물구나무를 서기도 하고, 선 채로 말을 타기도 하고, 오병(五兵)[36]까지도 모두 능숙하게 습득했다. 그러면서도 몸은 가벼우나 생각은 천박하고, 힘은 세지만 담력이 없다. 시합 때는 무적(無適)이지만, 막상 실전(實戰)을 하게 되면 아무런 쓸모가 없고, 휘몰아치는 먼지만 보아도 달아나며, 적이 쳐들어 온다는 말만 듣고도 겁을 먹는[37] 사람이 있다. 이것이 구별하기 어려운 예의 여섯이다.

선비 중에는 대체로 느긋한 마음가짐으로 말이 적고, 그

모습도 소박하게 보이고, 자질구레한 일에는 구애받지 않으면서 싸움 따위는 하지 않고, 몸을 굽히어 겸손하면서 스스로의 욕망을 억제하고, 설령 모욕을 당한다 할지라도 반항하지 않고, 속으로 실력을 숨기고 있으므로, 겁쟁이라든가 바보로 불리기까지 하였다. 그러면서도 담력이 세고, 마음이 바르며, 아무리 강한 위협이라 해도 두려워하지 않고, 정의로운 일이라면 죽음도 불사하며[38] 몸이 토막이 나는 참혹한 경우가 온다 해도[39] 끝까지 소신을 굽히지 않는다. 이것이 구별하기 어려운 예의 일곱이다.

선비 중에는 부모에게 효도하고, 형제간에 우애로워 온정이 깃들며, 진실로서 한쪽에 치우치는 일이 없고 바르며,[40] 약속은 반드시 지키고, 마음은 순리에 따르며, 예(禮)가 아닌 것은 행하지 않고, 가난하다 하여 비굴하지 않고 결백하며, 그 지조(志操)는 눈처럼 청렴하다. 그러면서도 얼빠진 듯하고, 세상일에 어두우며, 아무런 쓸모가 없고, 마땅히 행해야 될 시기인데도 거동하지 않고, 하는 일마다 성공하지 못한다. 자기 한 몸의 진퇴(進退)에 고심하고, 임무를 맡아도 감당해내지 못한다. 이것이 구별하기 어려운 예의 여덟이다.

선비 중에는 속된 일에는 구애받지 않고, 하늘로 치솟을 듯한 풍격(風格)을 지니며, 세상과 뒤틀려 오만하게 돌아서고, 동료를 깔보며, 세상의 규범 따위에 속박되지 않고, 조그만 과실에 대해서는 변명조차 하지 않으려 하고, 마음 내키는 대로 행동하는 방약무인(傍若無人)이다. 그러므로 친구들로부터는 소외당하고, 그를 논하는 사람은 모두 욕하고, 고관의 친구는 한 사람도 없고, 추천의 대상이 되지도 못한다.[41] 그러나 일단 조정에 서기만 하면 정색하고 해야 될 일은 반드시 실행에 옮기고, 충성을 다하여 군주를 섬기고, 부하들을 잘 보살피는 사람이 있다. 이것이 분간하기 어려운 예의 아홉이다.

또 선비 중에는 도량이 넓고, 남에게 친절하며, 허심탄회하게 남을 받아들이고, 상대의 결점을 감싸주며, 공순하고 청렴할 뿐만 아니라, 공로가 있어도 더욱 겸손하고, 남이 위기에 처한 때는 끝까지 돌봐주며, 목숨을 맡기거나 고아를 부탁한다 해도 안심할 만하다. 그러면서도 순수하기만 할 뿐 임기응변의 조치를 할 수 없으며[42] 정이 깊은 만큼 결단력이 둔하며, 착한 일에 상을 주고 악한 일에 벌을 주지 못한다. 충성심은 넘쳐 흐리지만, 실무 능력이 부족하다. 사법권을 행사해야 함에는 주저하여[43] 법을 폐하고, 악(惡)에 가담한 결과가 된다. 그러므로 부정(不正)과 정의가 혼효(混淆)하여 실패로 끝나고 마는 자가 있다. 이것이 구별하기 어려운 예의 열이다.

대체로 사물에는 비슷하긴 해도 사실은 그것이 아닌 것이 있다. 또 그것처럼 보이나 그렇지 않은 것이 있다. 추측만으로 미혹하는 일이 없으며, 겉모양만 보고 정신을 꿰뚫어본다는 것은 성인(聖人)으로서도 어려운 일일 것이다. 하물며 보통 사람이야 더욱 그럴 것이다.

그러므로 재능으로 선비를 채용하고, 친근한 사이에서부터 참다운 친구로 맺으려고 하면, 면밀히 정선하여 선택해야 하며, 자세히 시험해 보아야 할 것이다. 만약에 상대방의 성질과 행동을 잘못 안다고 하면, 처음에는 바른 사람으로 보였던 것이 변하여 결국은 사악한 사람으로 보고 만다.

예를 들면 왕망(王莽)은 처음에는 이윤(伊尹)과 곽광(霍光)⁴⁴⁾보다도 훌륭하게 보였으나, 만년에는 조고(趙高)보다도 더 나빴다. 이것도 보통의 재능으로는 예측할 수 없는 일이다.

만약 선비라는 것이 굴뚝새와 홍혹(鴻鵠-따오기), 여우와 용(龍), 토끼와 기린처럼 분간하기 쉬운 것이라면, 요(堯)가 네 명의 흉악한 사람을 조정에 임명하는 실수는 범하지 않았을 것이고, 주공이 봉했던 관숙(管叔)이나 채숙(蔡叔)이 주나라를 위태롭게 만든 실수도 없었을 것이며, 공자(孔子)가 담대멸명(澹台滅明)을 잘못 보는 일도 없었을 것이고, 오(吳)의 계찰(季札)이 길에 떨어진 돈 때문에 은사(隱士)를 잘못 보는 일은 없었을 것이며, 이윤(伊尹)이 탕(湯) 왕에게 채용되기 위해서 70회나 설득해야만 할 노고는 없었을 것이며, 초(楚)의 항우(項羽)가 모신 범증(范增)을 떠나버리게 한 후회도 하지 않았을 것이다.⁴⁵⁾

문제가 되는 것은 아름다운 돌을 보석으로 잘못 알기 쉽고,⁴⁶⁾ 초명(焦明)이 봉황과 비슷하고, 얼음덩이가 수정(水晶)과 비슷하고, 연기가 구름과 비슷한 것이다. 그러므로 대개의 사람들은 잘못 보기 쉬운 것이다. 이것들을 감정하는 것은 옛날의 성왕(聖王)들도 어려운 것이라 했다. 하물며 요즘 사람에게는 더욱 그러하다.

다만 참으로 지혜있는 사람만이 보이지 않는 곳까지 꿰

뚫어 보는 영묘한 능력을 가지고, 사람의 마음 속을 밝히고 산을 보고 옥덩이의 소재를 알 수 있으며, 강가에 서서 물 속에 있는 진주를 알 수 있는 것처럼, 분간하기 힘든 인물을 분간할 수 있고, 재능이 있는 사람이 채용되지 못하는 불행이 없도록 할 수 있다. 그렇게 분간해냄으로써 악인과 선인이 뚜렷하게 구별되고, 승진(昇進)이나 좌천의 조처가 납득할 수 있게 한다.

예컨대 부열(傅説)과 태공망(太公望)은 오랫동안의 불우함을 한탄할 필요가 없게 되고, 은(殷)나라의 고종(高宗)[47]과 주나라의 문왕(文王)[48]은 좋은 보필을 얻게 된 것이다. 그리고 조고, 왕망, 태재희(太宰嚭)[49]라 할지라도 그들의 악계(惡計)를 성취시킬 수 없었을 것이다. 홍공(弘恭)이나 석현(石顯)이라 해도 그들의 속임수가 통할 수는 없었을 것이다.

이상은 선비를 선택하기 위한 대강(大綱)이다. 인재를 발굴하기 위한 미세한 연구는 모두가 당사자의 능력 여하에 달려 있다. 물론 붓으로서 모두 말할 수 있는 것이 아니다.

■ 譯註

주1. ~ 모우고

玄黃之覆載(현황지복재). 현황(玄黃)은 현묘한 이치가 조화를 이루는 것. 복재(覆載)는 덮고 바치는 것. 즉 하늘은 만물을 덮어주고 땅은 만물을 바치고 있다는 의미이다. 천지(天地), 건곤(乾坤), 천양(天壤), 개양(蓋壤)이라고 한다(周禮春官小宰疏). 현황지복재는 우주만물의 이치를 말한다.

주2. 이상은 높이 솟아.

원문은 「抗峻標(항준표)」이다. 준표(峻標)는 산처럼 높이 솟아 잘 보인다는 것.

주3. 아첨

諂黷(첨독). 옳지 못한 것을 보고도 아첨하는 것.

주4. ～ 조용한 경지

寂寞之無爲(숙막지무위). 적막(寂寞)은 조용하고 쓸쓸한 것(《後漢書》馮衍傳). 寂莫 또는 寂漠으로도 사용된다.

주5. 髮膚(발부).

머리칼과 피부, 즉 몸(《孝經》. 開宗明誼).

주6. 상하는 ～ 주의하고.

《효경(孝經)》은 이것을 효의 시작으로 한다.

주7. ～ 높게 한다.

이것을 효의 끝으로 한다.

주8. 기복.

원인이 있어서 발생하고 잠기면 엎드린다는 뜻으로 길흉(吉凶)의 이치, 화복의 인연(孝子) (班固. 幽道賦).

주9. 理亂(이난).

치난(治亂)과 같다.

주10. ～ 생각하고

舒審(서심). 세밀히 검토하는 것.

요행과 불우에 마음이 달라지지 않고, 운명에 몸을 맡기고 거역하지 않는다. 이것을 달인(達人)이라 한다.

이익을 위하여 주장하는 바가 꺾이지도 않고, 세간에 맞추기 위하여 타락하는 부끄러운 일을 하지 않는다. 이것이 아인(雅人)이다.

처신해야 될 척도(행동하는 척도. 體度)에 따라서 행동하고, 언제나 분명(상세하게 밝히는 것. 清詳)하여 후회하는 일이 없다. 이것이 중인(重人)이다.

주11. 역경이나 순경을

寒署(한서). 본래의 뜻은 춥고 더운 것, 겨울과 여름을 말한다. 여기서는 역경(寒)과 순경(署)을 표현.

주12. 용기를 내어

果毅(과의). 일을 행함에 용기가 있는 것. 결단력(《書經》奉誓下).

주13. ～ 급한 경우를 보고

卹急難(솔급난). 급한 위난을 구제하는 것(卹은 恤(휼)과 같다).

주14. ～ 합당하다.

判滯(판체). 지체없이 판단한다는 의미에서 논리에 합당한 것.

주15. 출세했다.

處泰(처태). 크게 출세한 것.

주16. 규율

繩墨(승묵). 먹줄, 규칙, 정규(定規)(《後漢書》, 寇恂傳).

주17. 발탁

朱紫(주자). 의복이나 인형(印形)의 붉은 색과 자색인 것. 즉 고위, 고관(白居易 詩).

주18. 추측하는

縮推(축추). 어떤 사실을 미루어 생각하는 것.

주19. ~ 않도록 한다.

無二(무이). 원래는 둘이 있을 수 없다는 것. 무쌍(無雙) 《史記》淮陰侯傳). 여기서는 거역하지 않는 것.

주20. 비방을 당한다.

謗讀(방독). 비방과 원망(《晉書》簡文帝記).

주21. 가르쳐 주십시오.

원문은 「願文 垂語焉」인데, 교감기에 의해서 文을 聞으로 고려 해석했다.

주22. ~ 자행하고

刻心(각심). 각의(刻意)와 같다. 남의 마음을 괴롭히는 것. 또는 괴로워하는 마음.

주23. 가까운 길

蹊經(혜경). 작은 길, 지름길(《呂氏春秋》孟冬紀).

주24. 충고

良規(양규). 주의하도록 경계시키는 것. 충고.

주25. 출랑대며

脫易(탈이). 소홀하고 경속한 것(宋史 周湛傳).

주26. 머뭇거리고

趑趄(자저). 머뭇거리는 것, 행하지 않는 것. 次且(차저)(張載, 劍閣銘).

주27. 돌아서면

柝離(탁리). 떨어져 분리되는 것.

주28. 고집이 세고

強梁(강양). 원래는 재력(才力)이 강한 것(梁은 棟(동) 또는 橋(교)로서 지탱하는 힘이 강한 것).《老子》

주29. 암우

心蔽神否(심폐신비). 마음이 가리고 정신 작용이 막힌다는 말. 어리석은 것(暗愚).

주30. 새되고 가늘며

雌弱(자약). 가늘고 뾰족한 소리를 말한다.

주31. ~ 보인다.

質澁(질삽). 자연스럽지 못한 것.

주32. 옛 명신

元凱(원개). 현인재사(賢人才士). 이것이 전하여 명신을 가리킨다.

주33. ~ 거두는

克全獨勝(극전독승). 피해가 없이 전승을 거두는 것.

주34. 예지

思洞幽玄(사통유현). 유현(幽玄)은 도리(道理)가 심오하여 알기 어려운 것. 그러므로 신비를 깨닫는 지혜.

주35. ~ 못한다.

居局不治(거국불치). 거국(居局)은 사무실, 그러므로 직책을 받는 것. 따라서 직책을 감당하지 못한다는 말.

주36. 五兵(오병).

이것은 다섯 가지 무기를 말하는 것인데, 그 내용은 일정치

않다. 일설은 수(殳), 궁시(弓矢), 모(矛), 괘(戈), 극(戟)의 병기, 즉 오융(五戎)을 말하고(禮記 月令), 다른 일설은 오인(五刃)이라 하여 도(刀), 검(劍), 모(矛), 극(戟), 시(矢)의 다섯 가지를 말한다. 또 일설에는 괘(戈), 수극(殳戟), 추모(酋矛), 이모(夷矛)를 말하기도 한다(周禮司兵). 掌五兵五盾.

주37. 겁을 먹는
失魄(실백). 기백을 잃어버리는 것. 겁을 먹는 것.

주38. ~ 불사하며
猶歸(유귀). 마치 당연한 것으로 생각하는 것.

주39. ~ 온다 해도
支解寸斷(지해촌단). 지해(支解)는 사지를 짜르는 것으로, 옛날의 혹형(史記, 蔡澤傳). 촌단(寸斷)을 토막내는 것.

주40. ~ 바르며
恂恂平雅(순순평아). 순순(恂恂)은 진실한 모습을 말한다(柳宗元, 捕蛇者說). 평아(平雅)는 공평하고 바른 것.

주41. ~ 못한다.
品藻所遺(품조소유). 품조(品藻)는 품평(品評)과 같은 뜻으로, 등급을 논하고 정하는 것(漢書 楊雄傳). 그러므로 천거할 대상.

주42. ~ 없으며
暗權(암권). 暗은 어둡다. 權은 권모(權謀). 즉 임기응변. 암권은 임기응변에 서툴다는 것.

주43. ~ 주저하여
操柯猶豫(조가유예). 조가(操柯)는 도끼자루를 쥐었다는 것으로, 사법권을 장악한 것. 유예(猶豫)는 망설이는 것, 머뭇

거린다는 것(戰國策 趙下, 孝成王). 즉, 사법권 행사에 결단력이 부족하다는 뜻이다.

주44. 이곽.

이윤과 곽광. 이윤은 은나라 망신, 곽광은 한(漢)의 선제(宣帝)를 옹립한 공신.

주45 ~ 것이다.

한(漢)의 고조가 계략을 써서 범증이 한에 배반한 것처럼 보이게 했다. 항우(項羽)는 간단히 믿었으나 범증은 화가 나서 분사하고 말았다.

주46. ~ 알기 쉽고

碔砆之亂(무부지란). 碔(무)는 옥과 비슷한 돌, 부(砆)는 빨간 색의 돌. 무부지란은 돌을 옥으로 잘못 본 것.

주47. 고종

부열(傅說)을 발탁했다.

주48. 문왕

태공망(太公望)을 발견했다.

주49. 태재희.

오(吳)의 대신. 오자서(五子胥)를 참언했다.

권 23
(弭訟)
미송

　미송(弭訟)은 송사를 중지한다는 말이다.

　인간이 오관(五官)을 지니고 있다고 하면 누구나 본능대로 살고자 하기 마련이다. 그러나 그것은 눈 앞의 안일한 생각에서부터 빚어지는 투쟁과 방종이란 엄청난 현상이 나타날 때 비로소 규범과 예의의 중요성을 무시할 수 없게 되며, 그러한 사실은 통치자의 중요한 과제로 문제시 된다. 송사는 바로 법에 호소하여 그 옳고 그름을 판별하는 행위인 것이다. 바꾸어 말한다면 송사는 인간의 동물적인 본성과 신(神)에 접근하려는 인간의 이성(理性)과의 항쟁인 것이다. 그러므로 송사는 어느 시대 어느 곳에서나 일어날 수 있는 것이다.

　본 편은 약혼 제도에 있어서의 정당성을 놓고 유사유(劉士由)의 논리를 비판하는 데서 시작된다. 유사유는 파혼으로 인한 보상으로 폐백의 배가를, 즉 손해배상을 행함으로써 신성한 혼인 제도의 정신을 수호하려고 했다.

　이데 대해서 포박자는 유사유의 충정을 충분히 이해하면서도 파혼(破婚)이 자아내는 사회적 악풍(惡風)과 그에 비례하여 근본적인 예의를 중시했다. 즉, 법적인 조처만으로는 혼인제도의 이상을 실현하기 어렵다는 것이다. 그러므로 혼인은 양가(兩家)의 전통과 인간성의 이해에서부터 비롯되어야 하며, 이는 곧 법과 예의의 거리가 된다고 한 것이다.

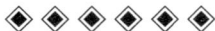

숙모(叔母)의 아들인 유사유(劉士由) 군의 의론에 의하면, 인륜(人倫)은 부부(夫婦)로부터 비롯된다. 남녀가 서로 합하여 부부가 되는 것은¹⁾ 천지음양(天地陰陽)의 조화하는 이치를 본받은 것이다.²⁾

그러므로 혼인의 예절은 옛 사람들이 중시해 온 것이었다. 혼인은 양가(兩家)의 우의(友誼)를 모아 조상들이 이루어 놓은 전통(傳統)을 계승하려는 것이기 때문에 신부의 아버지는 신랑측의 사자(使者)를 문간에서 배영(拜迎)하며, 조상의 영묘(靈廟) 앞에서 사자가 이른 말을 듣게 된다. 신랑은 혼인을 하는 날이면, 검은색 상의와 분홍색 하의를 입고, 폐백을 싣고 스스로 마차를 몰아 신부를 맞으러 가며, 신부에게 끈을 메어주고 그것을 끌어당긴다.

만약에 혼담이 성사된 후에 사위가 될 사람이 그 부모를 여위어 3년상을 입어야 할 경우는 일단은 파혼(破婚)을 해달라고 신부집에 알린다. 이에 신부집에서는 비록 승락을 하지만, 그렇다고 다른 집으로 출가시키려 하지 않는다. 신랑이 3년상을 다 마친 뒤 신부측은 신랑의 의향을 묻고, 신랑이 이를 거절할 때에 비로소 다른 집으로 출가한다. 이것은 죽은 사람에 대한 근신(謹愼)과 예양(禮讓)을 존중하기 때문이다. 신랑의 입장을 생각하지 않고 먼저 파혼의 소송을 일으키고, 뒤에 신랑측에 알리는 일은 감히 행하지 않았던 것이다.

그러나 말세가 되자, 세상의 인정이 경박(經薄)하고 오만하게 되면서, 옛 풍속이 퇴폐하고[3] 말았다. 도의를 좇으려 하지 않으므로, 신랑측의 사정을 알린다 해도, 그것을 받아들이려 하지 않는다. 결국 법정에서의 보기 흉한 송사로 관리들만 바빠지는[4] 꼴이 된다.

지금 혼담으로 송사를 하는 자에게는 신랑 신부가 초야의 술잔을 마시지 않은 이상 누구에게나 파혼할 것을 허용하고 있으나,[5] 그대신 신부측은 신랑측으로부터 받은 술값을 배로 하여 폐백 등과 함께 되돌려 주어야만 한다. 전에도 파혼한 일이 있는 신부는 폐백을 그 회수에 따라서 배가해야 한다. 즉, 한 번의 경험이 있으면 그 두 배로, 두 번 파혼한 경험이 있는 자는 그 네 배로 갚아주기로 되어 있다.

이렇게 하면 파혼이 되었다고 하여 소송을 하려는 생각은 아무도 하지 않을 것이며, 딸 하나로 부자가 되려는 탐욕스럽고 인색한 사람이라 해도 거듭 폐물을 받게 되는 이익은 결코 누릴 수 없게 된다. 이것이야말로 나라를 다스리는 요령이며, 영구 불변(永久不變)의 법[6]으로 삼을 만하다.

포박자가 답하였다.

유(劉)군은 덕행(德行)과 겸양(謙讓)의 미덕이 사라지는 것을 몹시 슬퍼하고, 백성의 싸움이 풍속을 해치는 것을 미워하며, 자기가 지켜야 할 예의는 제대로 지키지 않으면서도 약혼을 이행하지 않았다는 이유로 소송을 일으키고, 예의 근본인 융화(融和)의 정신마저 없애버리려는 풍조에 분개하여, 옳바른 말을 내세워 세상의 결점을 바로 고치고[7], 훌륭한 계책을 세워서 미풍이 사라지려는 것을 구제하려고 하였다.

시끄럽게 싸우는 풍속도 이것으로 고쳐질 것이며, 염치를 모르는 요즈음의 풍속도 이로써 사라져버릴 것이다. 유(劉)군의 법에 따르면 일의 진위(眞僞)를 상세하게 가름할 수 있으며, 이 점에서는 어려울 것이 없다. 참으로 나라를 다스리는 영구한 법이며, 그 효과 또한 지대하고 탁월한 주장이다.

그러나 나는 어리석어 그 깊은 이치를 알 수 없는 데다가 갑자기 그 말을 듣는 것만으로는 의문이 생긴다. 무릇 혼인을 한다는 것은 강요할 수 있는 것이 못된다. 남자측에서는 잘 선택하여 구혼하고, 여자측에서는 마음에 들어야 비로소 승락하는 것이다. 경솔하게 승락하고 이를 후회하는 것은 여자 쪽의 허물이다. 약속을 어기고[8] 제멋대로 딸을 주느니 안 주느니 한다. 이것은 아무리 준엄한 제도로써 엄하게 막으려 한다 해도 근절될 수 없다.

지금 제멋대로 행하려는 자에 대하여 다만 혼수비만을 배가하여 갚으라고 한다면 가난한 사람들은 이를 꺼려 할 터이지만, 부자들에게는 오히려 새로 맞아들이려는 사람이 전의 약혼자에게 대하여 갚아줄 능력이 있는 부자라면 신부 쪽에서는 이를 기꺼이 지불할 것이다. 그렇게 되면 약혼자 쪽은 한 마디 항변도 할 수 없는 처지가 되고 만다.

그러나 그 본래의 마음은 그것을 원망하면서 한탄하고 말 것이다. 울면서 잠도 못 이루는 자라면 죽는 것은 예사로 생각할 것인즉, 칼부림이라도 일어남직하다.

지금 만약에 재판을 하는 것이 추한 일이라 생각하여 이를 꺼려할 뿐, 마음 속에 참을 수 없는 깊은 원한을 남긴다고 한다면 이것은 마치 꽃구경[9]을 가는 것이 번거롭다고 하여 그 나무를 꺾어 오도록 하는 잔인한 행위를 감히 저지르는 것과 같다고 할 것이다. 대체로 시장에서 물건을 사는 사람이 설령 두 배나 되는 대금을 내던졌다 하더라도, 잠자코 그 물건을 갖고 간다고 하면 파는 사람으로서는 참지 못해 화를 내고 말 것이다. 하물며 혼인 날짜까지 받아놓고도 신부를 빼앗기는 처지에 있는 자라면 어찌 참을 수 있겠는가!

이 법이 그대로 시행된다고 하면 결혼하는 남자는 폐물을 바치고 신부를 맞아들인다 해도, 빼앗길 염려가 있다. 왜냐하면, 유(劉)군의 논리대로라면, 잠자리를 같이 하는 것만이 결혼의 절대조건이 되기 때문이다.[10] 그렇게 되면 신부 쪽은 비록 몇 년 전에 폐물을 받았다 하더라도 언제든지 마음 내키는 대로 파혼할 수 있기 때문에 그 위세가 당당하다. 몇 번이라도 딸을 되찾을 수 있다(몇 번이라도 파혼할 수 있다)고 생각하면, 반드시 사위를 고르는 데도 별로 신중을 기하려고 하지 않게 된다. 사위 쪽이 조금만 마음에 안 들면 사위를 바꿀 수도 있다. 원수를 맺고, 화(禍)를 불러일으키는 일도 이보다 심한 것이 없을 것이다.

옛 사람이 법률을 정할 때 일의 시종(始終)에 대하여 다가올 앞일에까지 마음을 쓰고, 범죄의 근원을 미연에 방지하려고 하였다. 그러한 상상은 참으로 면밀하다고 할 수 있지만, 신부를 가로챌 수 있는 가능성을 완전히 봉쇄하지는 못하고, 약혼을 신고하는 제도[11]에 그친 것은 무언가 의도하고 있는 바가 있었던 것이 아닐까?

　만약 여자가 절세의 미인으로, 호족이나 권신들의 눈에 들었다고 하자. 남자들은 여인의 미모에 눈이 어두워지고 예법 따위는 아랑곳없다. 그렇게 되면 기천금의 재산이라도 아까운 생각이 없다. 전의 약혼자에게 납폐금의 십 배를 돌려준다 해도 아무렇지도 않다. 하물며 고작 두 배 정도의 금액이야!

　화독(華督)은 공보(孔父)를 살해하고 그의 미인인 처를 강탈하는 일도 꺼리지 않았다.[12] 초왕(楚王)은 자기 아들이 아내로 맞이할 여인이 미인인 것을 보고 그녀를 가로채어 자기의 아내로 삼았다.[13] 이것으로 말한다면 신부 쪽에서 되돌려 주어야 할 돈을 대신 갚아주는 일쯤이야 아무것도 아니다.

　속인(俗人)은 경박하여, 사소한 일로 원한을 산다. 그리고 망하여 가는 상대를 버리고 흥하는 상대를 찾는다. 지위가 낮은 상대를 헌신짝처럼 버리고 높은 지위의 집안으로 출가시키려 한다. 이러한 법이 시행된다면 반드시 빈천한 사위에게서 딸을 빼앗아서 부귀한 집안의 사위로 바꾸려고 하는 부모들이 많아질 것이다. 유(劉)군은 어떻게 이러한 폐단을 막으려 하는가?

　어떤 사람이 말했다.
　신부 집에서 납폐물을 받으면 그 액수의 다량에 상관없이 그 날로 혼약계를 내고, 그런 후에 가까운 이웃사람에게 따로 종이에 서명하도록 한다. 반드시 열 사람 이상이다. 그것으로 사위가 먼 길을 여행하거나 사망한 경우에 대비한다. 그 위에 신부의 부형 또는 백부나 숙부가 사위 집으로 편지를 내게 한다. 반드시 자필로 쓰도록 한다. 만약 마음이 변하여 그 증거가 명백히 드러난다면 여자의 부모형제 등 전부를 처벌한다. 이렇게 하면 소송 사태를 막을 수 있지 않겠습니까?

■ 譯註

주1. ～ 되는 것은
判合. 서로 합하여 하나가 되는 것. 판(判)은 구별된다는 뜻. 즉 남녀가 서로 구분되는 것. 합(合)은 하나로 되는 것. 그러므로 남녀의 구분을 깨닫고 하나로 합친다는 말.

주2. ～ 것이다.
이의(二儀). 천(天)과 지(地), 음(陰)과 양(陽). 여기서는 천지음양의 조화(劉基 詩).

주3. ～ 퇴폐하고
傷化敗俗(상화패속). 풍속이 퇴패하는 안타까운 상태에 이르는 것.

주4. ～ 바빠지는
煩塞官曹(번색관조). 관아의 관리들만 번거롭게 하는 것.

주5. ～ 있으나

皆聽義絶(개청의절). 의절(義絶)은 의리 때문에 인연을 끊는 것. 개청(皆聽)은 모두 들어준다, 즉 허가를 말함.

주6. 영구 불변의 법

不易之永法(불역지영법). 개정하지 않아도 될 영구적인 법.

주7. ～ 고치고

拾世遺(습세유). 세유(世遺)는 세상에서 잃어버린 것. 습(拾)은 수습. 그러므로 세상에서 옳지 못한 것은 바르게 정돈한다는 말.

주8. 약속을 어기고

棄信(기신). 신용을 버린다. 즉, 약속을 어기는 것.

주9. 꽃구경

원문은「儴覽」인데, 간주에 의하여「就覽」으로 해석했다.

주10. ～ 때문이다.

同牢爲斷固(동우위단고). 여기서 동우(同牢)는 잠자리를 같이 하는 것. 단고(斷固)는 견고한 결점, 즉 절대조건. 여기서는 결혼의 조건.

주11. 약혼을 신고하는 제도

원문은「報板」인데, 여기서 報(보)는 약혼한 것을 관에 알린다는 것과, 널리 세상에 알린다는 뜻이 있다. 간주는 혼약을 알린다고 했다.

주12. ～ 꺼리지 않았다.

〈좌전(左傳)〉桓公二年.

주13. ～ 아내로 삼았다.

〈좌전(左傳)〉昭公十九年.

권 24
(酒誡)
주계

주계(酒誡)는 술을 경계한다는 말이다.

술은 상고시대 때부터 있었던 것 같다. 연회(宴會)에 술이 빠진 일은 없다. 흥을 돋구는 것으로는 최상의 요물로 등장하고 있는 것이다. 양생가(養生家)들도 적당한 술은 몸에 이로운 것이라 했다. 그러나 그 뒤에는 어떠한 것이라도 정도에 맞게 행해야 된다는 진리가 항상 더없는 스승으로 훈계하기 마련이다. 정도를 넘으면 오히려 행하지 않음만 못하다는 것이다. 그러나 가장 위험스러운 것은 한때의 과실이라기보다는 잘못을 돌이켜보지 않는 것이며, 그것을 실천에 옮기지 않았다는 데에 있는 것이다.

그리하여 포박자도 술로 인한 폐해를 고금의 역사에 비추어 생생하게 말했던 것이다. 술을 적당히 마시면 오관(五官)의 욕망을 알맞게 충족시키고, 그럼으로서 안으로는 장수하며 밖으로는 재난을 피할 수 있다고 했다.

만약 술을 절제하지 못하면 덕망이 손상되고, 범죄가 발생하며, 본능이 발동하고, 망상이 시작되며, 정신착란이 일어나, 드디어 질서가 문란하여 상하의 구별이나 예의 같은 것은 여지없이 무너져버린다.

포박자는 주걸(紂桀)을 위시하여 풍후(豊侯), 유송(劉松), 곽진(郭珍), 신능군(信陵君), 혜제(惠帝) 등 무수한 영웅호걸들이 술이란 괴물에 꼬여서, 명예의 추락은 물론 죽음에 이르고 만 애석한 사실을 설명했다.

'술은 필요하다'고 반론하는 자를 위해서 형식은 기엽적이며 근원적이 못된다고 타이르기도 했다. 그러므로 모든 질서가 그렇듯이 행동이나 행사에는 근본을 지킬 수 있어야 하며, 그것을 지킬 수 없다고 하면, 차라리 행치 않는 것이 낫다는 것이다. 주흥(酒興)이 인간의 심사를 달랠 수 있는 것이고, 또 달래는 것이 음주의 목적이었다 하면, 마음을 달래는 것이 근본이고, 그것으로 족한 것이다. 조상에 제사를 지냄에 있어 술이 필요한 것이 후손의 정성에 있다 하면 그 정성이 근본인 것이다.

그러므로 술은 처음부터 근본이 존재해야 하고, 혹시 실수가 있다면 곧 그것을 돌이켜 볼 수 있어야 한다.

음주의 가장 큰 폐해는 반성할 기회가 없어진다는 것이다. 이것이 포박자의 생각이다.

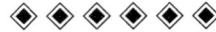

포박자가 말했다.

눈이 좋아하는 것을 그대로 따라서는 안 된다. 귀가 즐거운 것을 그대로 들어서는 안 된다. 코가 기뻐하는 것을 그대로 맡겨서는 안 된다. 입에 맛있다 하여 그대로 따라서는 안 된다. 마음에 원하는 것이라 하여 제멋대로 해서는 안 된다.

즉, 눈을 어지럽히는 것은 미인과 눈부시게 하는 무늬임에 틀림없다. 귀를 유혹하는 것은 아름답고 음탕한 음악임에 틀림없다. 코를 현혹시키는 것은 향기로운 풀냄새[1]임에 틀림없다. 입을 미혹시키는 것은 맛있는 음식과 구미를 당기는 안주임에 틀림없다. 그리고 마음을 매혹시키는 것은 권세(權勢)와 이익과 공명(功名) 등임에 틀림없다.

이 다섯 가지 모두에 사로잡히게 되면, 그 화를 입고 몸져 병석에 누워야만 되는 것도 무리가 아닐 것이다.

그러므로 지혜있는 사람은 성리(性理)로 엄격히 잘못을 시정[2]하면서, 방심(放心)하여 원하는 것을 쫓으려 하지 않는다. 욕심을 내지 말아야 한다는 것을 명심하고 먼저 앞일을 헤아린다. 지자(智者)가 정욕(情欲)을 억제하는 것은 제방(堤坊)을 쌓아 홍수를 막는 것보다도 더하고, 본성(本性)을 제어하는 것은 고삐 줄이 썩어버린 말 등에 타고 질주하는 것보다도 훨씬 주의 깊다.

이러한 행동이야말로 안으로는 장수하고, 밖으로는 재난을 면할 수가 있었던 것이다.

대체로 굶주림과 추위는 견디기 어렵다. 그러나 청렴한 사람은 부정한 쌀이나 비단 같은 것을 받으려 하지 않는다. 흔히 가난하게 살면서 천한 신분의 사람은 잘못을 저지르기 쉽다.[3] 그러나 고결(高潔)한 사람은 난세(亂世)의 불안정한 부귀를 누리려 하지 않는다. 대체로 일단 결정되면 끝까지 참을 결심이다. 도덕이 욕망을 극복하면 목숨을 단축하는 쾌락⁴⁾ 따위는 버릴 수 있는 것이다.

대체로 술이라고 하는 것은 질병을 발생시키는 독물일뿐 추호도 이익이 없으며, 산처럼 큰 해가 있다. 군자도 그것으로 덕망(德望)을 손상시키며, 소인은 그것으로 죄를 초래하고 만다. 그것을 탐하여 빠지게 되면 대개 재난이 있기 마련이다. 세상 사람들도 뻔연히 그런 이치를 알고 있으면서 그것을 끊지 못한다.

그것뿐인가. 절주(節酒)하려는 생각조차 않는다. 입(口)의 천박한 욕심 때문에 경솔하게도 화근을 자초하고 만다. 열기에 목구멍이 마를 때 차거운 것을 마구 마셔댄다. 기분은 한결 좋아지겠지만, 대신 몸은 그만큼 위험하다.

크고 작은 실패들이 모두 술로 인한 것들이다. 그리고 속인들은 술을 즐기고 술에 빠진다.

처음 주연(酒宴)이 벌어질 때는 서로 겸양하며, 질서가 정연하고,⁵⁾ 말수도 적고, 자세 또한 바르다. 느긋한 밤 주연을 만끽하고 평화로운 시대의 음주를 즐기면서 시를 읊고 주인의 장수를 빌면서 축배를 든다.⁶⁾ 술잔을 들기는 하나, 바른 자세는 좀처럼 흐트러지지 않았다.

그러나 그것도 얼마 안 가서 몸이 비틀거리고, 귓가가 벌겋게 열이 오른다.⁷⁾ 유리그릇이나 소라그릇에 술을 가득히 채우고, 이것을 마시지 못하는 사람에게는 그 벌로 재주를 구경시키도록 한다. 마침내 술이 취했으나, 물러가지 못하게 한다. 손님이 타고 온 수레의 굴대빗장을 뽑아서 우물 속에 던져버린다.

이쯤 되면 입으로 코로 술이 넘쳐흐르고, 취기는 본성마저 잃게 하여 어지럽다.[8] 비틀거리면서 춤을 추다 보면 돌아가 앉을 자기 자리조차도 찾을 수 없다. 술에 취하면 우는 자도 있고, 크게 고함을 지르는 자도 있어서 마치 들끓는 것 같아 일대 수라장이다.[9]

혹은 상대방의 말머리를 짓누르려 하고, 혹은 앙앙 소리내어 울기도 하며, 홀로 껄껄대며 웃어대는가 하면, 혹은 상대도 없이 혼잣말을 뇌까리기도 한다. 어떤 자는 식탁 위나 방바닥에 토해내는가 하면, 어떤 자는 발을 헛디뎌 넘어지기도 하고 비틀거리기도 한다.[10] 또 어떤 자는 관이나 허리띠를 풀어 젖힌다.

이렇게 되면 아무리 점잖은 자라도 화독(華督)이 추파를 던진 것[11]이나 다를 바 없다. 비록 겁쟁이긴 해도 오(吳)나라 경기(慶忌)의 강력하고 민첩한 행동을 본받으려 한다. 아무리 느린 자라도 쑥 열매처럼 이리저리 굴러다니면서 파도처럼 소란을 피운다. 깔끔한 자라도 사슴처럼 껑충 뛰고 물고기처럼 설쳐댄다. 평소에는 계절에 따라서 인사하는 것도 제대로 못하던 자들도[12] 손뼉을 치면서 합창을 부른다.[13] 평소에 겸손하여 남과 다투는 일도 없는 자들이 모두 간이 커져서 대기염을 토해내곤 한다.[14]

즉, 수치심 따위는 어느 사이 사라지고, 정신착란의 발작마저 일어난다. 용렬한 성품이 나타나서 오만불손한 태도로 변한다. 정신은 혼탁하게 되어 시비의 판단은 전도되고 만다.

어떤 자는 마차를 사납게 몰아서 골짜기에 떨어지는 일도 예사로 여기고, 꼬불한 언덕길도 개미집처럼 여긴다. 어떤 자는 높은 언덕길에 올라가 딛고 있는 땅이 무너져 내리는 것도 미쳐 모른다. 폭포가 떨어지는 깊은 연못이라 해도 소가 딛고 간 발자국 정도로 여긴다. 어떤 자는 기물(器物)에 화를 풀기도 하고, 어떤 자는 처자에게 술주정을 부린다. 어떤 자는 부하나 하인들에게 까닭없이 폭력을 휘두르고 가축에게 칼부림[15]을 하기도 한다. 또 건물에 불을 지르기도 하고, 보물을 연못에 던져버리기도 하고, 길을 가는 사람에게 주정을 부리거나, 친구에게까지도 해를 입히는 경우가 있다. 주군(主君)에 대한 무례한 행동을 하다가 사형(死刑)을 당한 자도 있다. 그런가 하면 또 흉악한 상대에게 걸리면 치도곤이를 당하는 자도 있다.

주정뱅이에게 시비를 받은 자는 말하고 싶은 일이 있어도 양보하고 항복해 버리지만, 그것은 다만 성가시기 때문이지 결코 그를 존경해서가 아닌 것이다. 그리하여 신하가 군주에게, 아들이 부모에게 결례를 범하고, 나이가 어리고 신분이 낮은 자가 장노(長老)에게 불손한 언동을 한다. 상대의 진지한 말을 악의로 받아들이고, 충고를 모욕으로 받아들이게 되는 것도 술에 취한 탓이며, 후에 난처한 입장에 놓이게 된다는 것도 생각하지 않고 칼을 함부로 뽑거나, 앞뒤 사정도 돌보지 않고 몽둥이를 마구 휘두르는 일도 있다. 그러므로 피로써 피를 씻는 원수지간이 되고, 마침내는 사형(死刑)의 화[16]를 스스로 불러들이고 만다.

젊은이가 나이 많은 사람을 모욕하면 마을 사람들이 무거운 벌을 가할 것이다. 남의 부형(父兄)를 욕하면 그의 자제들이 복수하려고 할 것이다. 남이 꺼려하는 것을 들추어내면 남자라면 참지 않을 것이다. 남의 결점을 꼬치꼬치 캐어내면 술이 취하지 않은 사람으로서는 용서하기 어려울 것이다. 홀연히 여러 가지 화를 불러일으켜서 마음 속에 고치기 어려운 병을 만들고 만다.[17)]

사두마차(四頭馬車)로 달려 간다 해서 이미 저질러진 후회는 만회할 길이 없다. 그것을 고치려 생각해도 되돌아갈 길이 없다.

그러므로 지혜 있는 사람은 술로 인한 과실을 매우 경계[18)]하지만, 어리석은 사람은 이러한 과실에서 벗어나지 못한다. 술이 저지르는 실수는 어찌 필설(筆舌)로 다 말할 수 있겠는가!

그럼에도 불구하고 기분이 좋아지면 술을 끊는 사람은 없다. 커다란 술잔을 받아들게 하고, 잔에 철철 넘치도록 술을 따른다. 상대방이 마실 것인가 못 마실 것인가는 상관하지 않는다. 다만 조금이라도 남기지 않았는가만 주시하고 한 방울의 액체까지도 살펴본다. 혹 마시는 것이 더디면 "나를 깔보는 것인가"하고 빈정댄다. 윗사람에게 술잔을 넘치도록 따르게 되면 공손한 것이 아니라 오히려 박정(薄情)한 것이 되고 만다. 상대가 짐짓 잔을 들지 않고, 건배를 강요해도 들지 않으면 원망스러운 안색이 되고, 아무래도 듣기 거북한 말이 튀어나올[19)] 것이기 때문이다.

무릇 장부(臟腑)가 바람을 맞으면 머리가 멍청하기 마련이다. 심한 경우에는 생명까지도 위태로워진다. 이러한 병에 걸린 사람은 두려워하지 않을 수 없고, 고통을 참으면서 빨리 낫기를 바란다.

술에 취한 상태도 마치 이와 같은 병에 걸린 것과 같다. 사람들은 밀실에 들어박혀 중풍(中風)에 걸리지 않도록 하려고 하지만, 술을 절제하지는 않았다. 만일 중풍을 두려워하는 것처럼 술을 두려워하고, 병에 걸리기를 꺼리는 것처럼 술에 취하기를 꺼려한다면, 술로 인한 실수는 없을 것이며, 연일 주연을 베푸는 낭비는 없을 것이다.

대체로 바람에 맞은 정도라 할지라도 또한 치료를 거듭하지 않으면 안 된다. 하물며 술이 사람의 모습을 바꾸어 놓는 것은 순간이다. 술에 맞아 고생하게 되면 살아 있는 것인지 죽은 것인지도 모를 지경이다.

태산(泰山)이라 해도 탄환처럼 보이고, 창해(蒼海)라 해도 접시 정도로밖에는 보이지 않는다. 반듯이 누워서 소리치면 하늘이 무너질 것 같다. 엎드려서 신음하면 금방이라도 땅이 꺼져버릴 것 같은 기분이다. 호랑이나 이리에게 먹히거나, 몸을 날려 우물에 던지거나, 불 속으로 뛰어드는 심한 고통이라 해도 이보다는 나을 것 같다. 자기 몸을 이처럼 소홀히 해서야 어찌 공손한 예의인들 지킬 수 있으며, 감정에 따른 과실을 조심할 여유인들 있겠는가?

옛날 의적(儀狄)이 발명한 술을 하(夏)의 우왕(禹王)이 맛보고 너무 달다 하여 이를 배격했다. 우왕은 그리하여 발흥할 수 있었다. 하(夏)의 걸(桀)과 은(殷)의 주(紂)는 지게미로 둑을 쌓고 주지(酒池)를 만들었지만, 그 때문에 망하고 말았다. 풍후(豊侯)[20]는 술통을 등에 메고 술잔을 입에서 놓지 않았기 때문에 사형(死刑)에 처하게 되었고,[21] 유표(劉表)[22]는 백아(伯雅), 중아(仲雅), 계아(季雅)라고 하는 세 개의 커다란 술잔을 옆에 놓고 지냈기 때문에 신세를 망치고 말았으며,²³⁾ 유송(劉松)²⁴⁾은 더위를 피하는 술이라고 칭하면서 한여름에 밤낮으로 마시다가 장을 태우고 말았다.²⁵⁾ 곽진(郭珍)은 하루도 술에 취하지 않는 날이 없이 발광하였다.²⁶⁾

신능군(信陵君)²⁷⁾이 단명에 죽은 것도, 조양자(趙襄子)가 정치를 어지럽힌 것도, 조무(趙武)가 백성을 잃게 된 것도, 자반(子反)²⁸⁾이 사형(死刑)에 처하게 된 것도, 한(漢)의 혜제(惠帝)²⁹⁾가 스스로 명을 단축시킨 것도, 관부(灌夫)³⁰⁾가 일가 멸족이 된 것도, 진준(陳遵)³¹⁾이 살해된 것도, 계포(季布)³²⁾가 배척당한 것도, 조자건(曹子建)³³⁾이 면직을 당하게 된 것도, 서막(徐邈)³⁴⁾이 실수하여 꾸지람을 받게 된 것도, 모두가 이 술이란 괴물(怪物) 때문이었다.

세상에는 이것을 좋아하고 즐기는 자가 매우 많지만, 이를 경계하고, 이것을 두려워하는 자는 지극히 적다. 다수의 사람들에게 소수의 사람들이 충고를 한다 해도 헛된 일일 뿐이다. 다만 신사 여러분들이 절주(節酒)하기만을 바랄 뿐이다.

전일 흉작이 들어서 쌀값이 폭등했는데, 주정뱅이가 지방 장관을 살해한 사건이 있었다. 그것을 계기로 엄중한 금주령(禁酒令)이 내려졌다. 몇 번씩이나 포고문이 붙여지고, 관리들은 그 위반자를 색출하기에 바빴다. 체포되어서 매를 맞으며 본보기로 끌려 다닌 자가 열을 지었다.³⁵⁾ 그 중에는 매를 맞아 목숨을 잃은 사람이 반이나 되었다.

이러한 금제(禁制)가 엄해지면 질수록 위반자는 점점 더 늘어 가는 것 같았다. 땅 속에 굴을 파고 그 속에서 술을 빚었고, 기름을 바른 주머니에 술을 담아 몸에 지니고 다니는 자도 있었다. 사람이 술을 좋아한다는 것은 참으로 심각한 일이다. 천한 일개 평민에 지나지 않는 사람의 이 인기없는 책을 통하여 무슨 말을 한다 해도 어쩔 도리가 없을 것이다.

또 백성을 다스리는 사람이 금주법(禁酒法)을 마련했다고는 하나 실상 자기 자신도 술을 끊을 수 없었다. 자신에게는 관대하고 남에게만 엄하게 한대서야, 명령을 내린들 들을 자가 있을 것인가.

솔선수범하지 않고는 백성들은 이를 신용하지 않는다. 지금의 상태에서 교훈 같은 것을 준다 해도 실행할 리가 없으며, 금지한다 할지라도 끊어질 리가 없다. 술을 파는 집이 문을 닫는다면 당장 생계가 곤란해질 것이다. 어떻게든 영업을 꾸려가야만 한다. 슬며시 관리를 찾아가 뇌물을 바치고 무허가 영업을 부탁한다. 뇌물을 받은 관리야 어찌 적발하겠는가. 그런 잔재주도 없는 가게는 꼼짝없이 문을 닫아야 하며, 그야말로 빽이 있는 가게만이 장사할 수 있다. 술을 담그는 사람은 따로 두고 배의 값으로 판다. 버젓이 장사를 하지만 거리낄 것이 없다. 벌은 가볍고 이익이 중하다고 하면, 어찌 그것을 근절할 수가 있겠는가! 36)

어떤 사람이 비난하면서 말했다.

하(夏)나라의 걸(桀)과 오(吳)나라의 주(紂)가 망한 것이나, 신능군(信陵君)과 한(漢)의 혜제(惠帝)가 단명하게 된 것은 여색(女色)을 탐했기 때문이지 술탓이라고만 할 수는 없을 것입니다. 옛날에 해로운 일이 있다고 하여 지금 그것을 금지한다고 하는 것은, 예를 들면 유왕(幽王)이 그 첩(妾)인 보사(襃似)가 주(周)나라를 멸망시킨 것이라 하여 현재의 군주에게 여관(女官)을 폐지할 것을 요구하고, 아방궁(阿房宮)의 공사(工事)가 진(秦)나라를 위험 속으로 몰아 넣었다고 하여 지금의 임금인 자를 풀로 지은 암자에서 살아야 된다고 말하는 것과 같은 것입니다.

무릇 여름 하늘에는 주기(酒旗)라고 하는 별자리가 있으며, 땅에는 공상(空桑)이라는 나무가 자라며, 공상으로부터 술이 만들어졌다고[37] 합니다. 하늘에 제사하기 위하여 둥근 언덕에 불을 놓고, 땅을 제사하기 위하여 사각(四角)의 제단에 희생물을 묻고, 신(神)의 강림(降臨)을 위하여 울금초를 넣어 만든 술을 뿌리고 종묘의 솥에 공물을 바쳐야 하는데, 모두가 술이 없으면 예를 치를 수 없게 됩니다.

요(堯)와 순(舜)은 천 개의 큰 술잔과, 백 개의 모가 난 술잔(觚)을 비울 수 있는 주량(酒量)이고, 공자(孔子)의 주량(酒量)은 헤아릴 수 없다고[38] 합니다. 그리고 주공(周公)은 언제나 술과 안주를 차려 놓고야 예악(禮樂)을 제정(制定)할 수 있었다 합니다. 한(漢)의 고조(高祖)는 녹초가 될 정도로 취했기 때문에 큰 뱀을 칼로 칠 수 있었고 군대를 통솔할 수도 있었습니다.[39]

우정국(于定國)이라는 사람은 술을 한 섬이나 마셨지만 그의 재판(裁判)은 더욱 명석했습니다.[40] 관노(管輅)는 세 말의 술을 마시고 난 다음에야 그 유창한 변설이 나왔습니다.[41] 양웅(揚雄)은 언제나 술을 벗하여 입에서 떨어질 날이 없었지만 그 때문에 《태현경(太玄經)》을 완성했습니다. 자어(子圉)는 인사불성(人事不省)으로 취한 덕택에 천하의 패자(覇者)가 되었습니다.

옛 명장(名將)은 한 병의 탁주를 혼자서 마시려 하지 않고 강물에 부어서 전 병사에게 그 물을 마시게 했는데, 이를 마신 병사들은 매우 기뻐하면서 결사적으로 활약하게 되었다 합니다.[42] 진(秦)나라의 목공(穆公)은 명마를 훔쳐 잡아먹는 농부들에게 "좋은 고기를 먹은 후에 술이 없다면 장(腸)을 상한다"고 말하면서 술을 내리자, 감격한 말도둑은 훗날 목공의 위급함을 구해주었습니다.[43]

우수(憂愁)를 달래고 손님을 대접할 때나, 공을 세운 자에게 상을 내리고 개선(凱旋)한 병사들을 위로하거나, 또 신을 강림하게 하고, 인간관계를 부드럽게 하기 위해서는 술 이외에는 다른 수단이 없습니다. 안으로는 같은 종족의 장자(長者)를 초대하고 밖으로는 좋은 손님에게 권하기 위하여 「회(淮)처럼 승(澠=양자 모두 강이름)처럼」 술을 마련한다는 것은 《춘추(春秋)》에도 좋은 일이라 했습니다.[44] 이것으로 본다면 어찌 술을 금하는 것이 좋다고 할 수 있겠습니까!

포박자가 답하였다.

주기(酒旗)라는 별자리는 확실히 있다. 그러나 다음의 예를 들어보게나.

천체 중에서 가장 밝은 것은 해와 달이며, 불(火)이나 물(水)도 그로부터 연유한 것이다. 불과 물을 절제하면 양생(養生)에도 큰 도움이 되겠지만, 자칫 이를 지나치게 되면 불에 타거나 물에 빠져서 마침내는 죽고 만다. 어찌 해와 달이 하늘에 있다 하여 불과 물이 사람을 죽이지 않는다 할 수 있겠는가.

몸을 기르는 데는 음식이 가장 중요한 것이지만 그것도 과식(過食)한다면 병이 나기 마련이다. 하물며 술이라고 하는 독물(毒物)이야 더욱 그럴 것이다.

걸(桀), 주(紂), 신릉군(信陵君), 한(漢)의 혜제(惠帝) 등이 설사 나라를 망치는 음탕한 소리에 정신을 팔고 성을 기울일 정도의 미색에 빠졌다할지라도 그것은 모두가 술에 의해서 그 본성을 잃은 것이며, 그 여세에 몰려 정욕(情慾)의 극치에 이르러 스스로의 행위를 반성하는 일조차 망각했기 때문이다.

나는 그 근본을 논하고 있으나 그대는 지엽적(枝葉的)인 것을 문제로 삼았을 뿐이다. 이것이 술로 인한 재앙이 아니라면 그 화근은 어디에 있는 것인가? 그대의 견해는 호우에 옷이 젖어 있는 것을 알고 있으면서도 그것이 구름의 작용이라는 것을 알지 못하고, 티끌이 눈에 들어간 것은 알아도 그것이 회오리바람이 작용했다는 것을 모르고 있는 것과 같다.

요(堯)와 순(舜)이 천 개의 술잔, 백 개의 모난 술잔의 술을 비울 만큼 주량이 크다고 하는 것은 황당무계(荒唐無稽)한 이야기이며, 지혜가 있는 사람이라면 결코 믿지 않을 것이다. 대체로 성인(聖人)이 보통사람과 다르다고는 하지만 그것은 재능과 지식에 한할 뿐이다. 육체에 있어서 보통사람의 몇 배가 된다는 것은 있을 수 없다. 키가 7척 3장이[45] 되고 허리둘레가 보통사람의 1만 배나 되지는 않은 것이다. 그렇다면 아무리 성인이라 해도 하루의 주량(酒量)이야 얼마나 되겠는가?

공자(孔子)는 본성을 잃을 것을 두려워해서 정신이 혼미할 정도로 술을 마시지는 않았다. 주공(周公)은 온종일 들고 나는 손님을 맞이하고 배웅하기에 백여 번씩이나 인사를 해야만 했다. 어느 사이 안주는 말라버리고 술도 가라앉고 만다. 옛날의 성인들은 이처럼 술을 삼가했다. 하물며 범인들이야 어찌 후회하는 일이 없겠는가.

한(漢)의 고조(高祖)는 천명(天命)을 받들고 시운(時運)을 따라 혁명을 완수하였다. 그때 술에 비록 취하지 않았다 할지라도 큰 뱀을 벨수 있었을 것이다.[46] 우정국은 매우 총명하여 재판(裁判)을 함에 있어 명확한 판결을 내린다. 크고 작은 모든 실정을 상세히 파악해서 정직한 자와 거짓말하는 자를 잘못 보는 일은 없었다. 따라서 함부로 벌을 내리는 일도 없었으며, 그러므로 억울한 죄명에 우는 사람은 있지 않았던 것이다. 그가 술을 마시기를 좋아한다고는 하나 업무를 수행 못할 정도는 결코 아니었으며, 만약 그가 대취(大醉)했었더라면 어떤 결과가 되었을지는 아무도 모를 것이다. 명석한 재판을 할 수 있었던 재능은 결코 술 덕택이라고 할 수는 없을 것이다. 고요(皐陶), 보후(甫侯), 자산(子産), 그리고 장석지(張釋之)[48] 등의 법가들이 술에 취하여 재판을 했다는 말은 들어본 적이 없다.

관로(管輅)는 나이가 적었기 때문에 논전(論戰)에 임한 일이 거의 없다. 그러므로 술의 힘을 빌려서 배짱을 크게 한 것뿐이며, 만약에 그가 지나치게 마셨다고 한다면, 어찌할 바를 몰랐을 것이다. 관로가 괘(卦)를 세워서 한 치도 어긋남이 없이 운명의 변화를 탐지하고, 사람의 얼굴빛만으로 그 운수를 알아내며 다가올 미래를 미리 알 수 있고, 바람이나 구름이 움직이는 것을 보고 길흉(吉凶)을 점치며, 무덤의 상(相)만 보고도 자손의 화복(禍福)을 알아낼 수 있었던 일들이 과연 술을 마셨기 때문이라 할 수 있겠는가?

 양웅(揚雄)은 박학(博學)하고 재능 또한 뛰어날 뿐만 아니라 그 사상(思想)도 매우 심오하였다. 그의 풍부한 견식(見識)은 천부적인 것이며, 저술(著述)을 하는 데 있어서도, 외부 물질의 힘을 빌려 쓸 필요는 없었다. 그가 자주 술을 마신 것은 술을 즐겼기 때문에 마셨거나 혹은 어떤 지병(持病) 같은 것이 있어서 술로 약의 효력을 촉진시켰을 것 같다. 자어의 야망(野望)은 이미 오래 전부터 결심하고 있었던 것이며, 구태여 술을 마시지 않았다 할지라도 마침내 패업(覇業)을 이룰 수 있었던 것이다.

 한 병의 탁주로 모든 병사를 기쁘게 했다는 것은 단순한 비유에 불과하다. 만약에 장군으로서 상벌이 이치에 맞고 은혜와 위엄이 고루 갖추어져 있으며, 종횡(縱橫)으로 묘한 작전을 꾸며 자유자재로 임기응변의 조처를 취할 수 있었다면, 구태여 강물에 술을 붓지 않았다 할지라도 병사들은 사기 백배하여 기꺼이 목숨을 바쳤을 것이다. 반대로 장군이 그렇지 못했다고 하면 아무리 술을 나누어 준다 할지라도 승부(勝負)에 아무런 영향도 미칠 수 없었을 것이다. 진(秦)나라의 목공(穆公)이 말 도둑에게 술을 마실 수 있도록 한 것은 변덕스러운 조치이며, 법을 버리고 악을 조장하는 짓일 뿐이다. 칭찬할 만한 가치는 없는 것이다.

 역시 술은 삼가하는 것이 좋을 것 같다.

■ 譯註

주1. 향기로운 풀냄새

茝蕙芬馥(채혜분복). 채혜(茝蕙)는 난초, 분복(芬馥)은 향기. 향기로운 풀냄새를 말함.

주2. 잘못을 시정

檃括(은괄).
은(檃=櫽)은 굽은 것을 바로잡는 것. 괄(括=栝)은 방형(方形)을 바로잡는 것(荀子性惡).

주3. 가난하게 ~ 쉽다.

원문은 「困賤難居也」. 곤천(困賤)은 가난하고 신분이 천한 것. 난거(難居)는 살아가기가 곤란하다는 것.

주4. 목숨을 단축하는 쾌락

害性(해성). 여기서 성(性)은 목숨을 의미한다. 해성은 목숨을 단축시키는 쾌락을 뜻한 말.

주5. 질서가 정연하고

抑抑濟濟(억억제제). 서로 조심하여 예를 지키는 모습. 여기서 억억(抑抑)은 몸을 삼가하는 것(《詩經》 小雅 假樂). 제제(濟濟)는 재지(才知) 있는 사람이 많이 모인 것(《詩經》 大雅文王).

주6. ~ 축배를 든다.

萬壽之觴(만수지상). 만수는 장수를 축하는 말(《詩經》 小雅天保). 상(觴)은 술잔. 따라서 장수를 축복하는 것.

주7. ~ 열이 오른다.

體輕耳熱(체경이열). 체경(體輕)은 몸이 천해 보인다는 말. 비틀거리는 추태. 이열(耳熱)은 귀가 뜨거워진다, 벌겋게 보인다는 뜻.

주8. ~ 어지럽다.

濡首及亂(유수급란). 유수(濡首)는 술에 만취하여 정신을 잃는 것(머리까지 적신다는 뜻). 이 말은 역경(易經)의 말제괘(末濟卦)에서 유래한 것. 급란(及亂)은 어지럽게 된다는 말.

주9. ~ 수라장이다.

원문은 「如沸如羹」. 여비여갱이란 끓어서 국이 되버린다는 말로, 질서가 없는 수라장에 비유되기도 한다.

주10. 비틀거리기도 한다.

원문은 「僛蹶良倡」. 교어에 의해서 顚蹶梁倡으로 해석했다.

주11. ~ 추파를 던진 것

〈좌전〉 桓送一年.

주12. ~ 자들도

口訥於寒暑(구눌어한서). 寒暑는 겨울과 여름으로 계절을 의미하며, 口訥은 말을 더듬는 것. 인사가 서툴다는 말이다.

주13. 합창

원문은 「譜聲」으로 되어 있는데, 諧聲(해성)으로 보는 것이 뜻이 잘 통한다.

주14. 간이 커져 ~ 한다.

원문은 「裨膽以高交」인데, 〈의림(意林)〉에 「裨胆膽而高發」이라 했다.

주15. 칼부림
剡鋒(염봉). 칼을 휘두르는 것.

주16. 사형의 화
大壁之禍(대벽지화). 대벽은 큰 죄, 즉 사죄(死罪)(《書經》呂刑). 그러므로 대벽지화는 사형에 처하는 큰 화를 말한다.

주17. ～ 만들고 만다.
結百痾於膏肓(결백아어고황). 여기서 백아(百痾)는 여러 가지 병, 고황(膏肓)은 가슴 하부(膏)와 가슴 상부(肓)에 있는 병으로, 고칠 수 없는 병. 그러므로 이 말은 고칠 수 없는 병을 만든다는 말.

주18. ～ 경계
深防(심방). 깊이 막는 것. 즉, 마음 속에서 깊이 경계하는 것.

주19. ～ 튀어나올
醜音(추음). 추한 소리, 즉 듣기 거북한 소리.

주20. 豊侯(풍후).
주(周)나라 성황(成王) 때의 제후.

주21. ～ 처하게 되었고
崔駰(최인)의 〈酒箴(주잠)〉.

주22. 유표(劉表).
후한(後漢) 말기의 군벌.

주23. ～ 망치고 말았으며
魏文帝(위문제) 〈典論(전론)〉.

주24. 劉松(유송).
삼국시대 원소(袁紹)의 막하에 있던 사람.

주25. ~ 태우고 말았다.
위문제 〈전논〉.

주26. ~발광하였다.
郭珍(곽진), 위(魏)의 신하(위문제 〈전논〉).

주27. 信陵君(신능군).
전국시대의 호족. 만년에 불우하여 술로 세월을 보냄.

주28. 子反(자반).
초(楚)의 장수. 전투중 여인이 진상한 술에 취했던 것이 주군에게 발각되었다.

주29. 惠帝(혜제).
모인 여후(呂后)의 잔학함에 분노하여 술을 마셨다.

주30. 灌夫(관부).
한(漢)의 장수. 술버릇이 고약해서 승상인 전분에게 들켜 죄에 처해졌다.

주31. 陳遵(진준).
왕망의 난 때 술에 취하여 역적에게 살해되었다.

주32. 季布(계포).
초(楚)의 대협. 한(漢)의 문제가 중용코자 하였으나 술버릇이 나쁘다는 이유로 그만두었다.

주33. 曹子建(조자건).
위문제의 동생. 술에 취하여 칙사(勅使)의 응대도 받지 못하고 부친의 미움을 샀다.

주34. 徐邈(서막).
위(魏)나라 초기의 사람. 당시 금주령(禁酒令)이 내렸기 때문에 청주를 은어로 성인(聖人)이라 했다. 막은 무제(武

帝) 앞에서 "성인이 취했다!"고 하여 크게 화를 내게 했다.

주35. 열을 지었다.

원문은 「相辱」. 교어에 의하여 相屬으로 고쳤다.

주36. ~ 근절할 수 있겠는가!.

원문은 「安能免乎哉」. 《意林》에 의해서 安能令絶乎로 고쳐 해석했다.

주37. ~ 술이 만들어졌다고

《초학기(初學記)》引「酒經」.

주38. ~ 헤아릴 수 없다고

《논어》향당.

주39. 있었습니다.

고조(高祖)가 사수(泗水)의 정장(停長)으로서 사역병을 보내는 도중에서 일어난 일이다(《漢書》本傳).

주40. ~ 명석했습니다.

《漢書》本傳

주41. ~ 나왔습니다.

《三國志》本傳裵注

주42. ~ 되었다 합니다.

《御覽》黃石公記

주43. ~ 구해주었습니다.

《史記》秦本紀.

주44. ~ 했습니다.

《左傳》昭公十二年.

주45. 七尺三丈.

七丈三尺의 잘못이라고 보는 사람도 있다.

주46. ~ 있었을 것이다.

대사(大蛇)는 백제(百帝)의 아들. 그것을 벤 것은 그가 새로운 제왕이 된다는 전조.

주47. 고요, 보후, 자산, 장석지.

고요(皐陶)는 하(夏)의 법관, 보후(甫侯)는 주(周)의 형법(刑法)을 정함. 자산(子産)은 춘추시대 정(鄭)의 명재상, 장석지(張釋之)는 한(漢) 문제 때의 명사법관.

권 25
(疾謬)
질유

  질유(疾謬)라 함은 잘못된 풍속을 미워한다는 말이다.
  여기서 질(疾)은 투기하고(妬), 원망하고(怨), 미워한다(憎)는 뜻이고, 유(謬)는 어지럽다(亂), 어긋나다(差), 망녕되이 말하다(妄言)는 뜻이다.
  무릇 세상이 어지러운 것은 스스로의 정신적인 지주가 결여된 것을 말한다. 남이 하는 행위가 설령 그릇된다 해도 자기의 본성을 굳게 지킨다면 마음이 심란할 일은 없을 것이고, 각자가 그러한 태도를 고수하다 보면 세상은 정화되고, 따라서 어지러운 현상은 사라져 갈 것이다.
  그렇지 않고 남이 하면 무엇이든 자기도 하고, 남이 예의에 어긋나는 행동을 하면, 자기도 그렇게 하는 것이 시대에 뒤떨어지는 것이 아니라는 생각을 한다면, 이는 곧 혼란한 사회를 빚는 끔찍한 결과를 초래하고 말 것이다.
  더욱이 조심해야 되는 것은 무엇보다도 '말'이다. 그것도 망령되이 하는 말이다. 그러므로 포박자도 입이야말로 운명을 바꾸어 놓는 갈림길이고, 명예와 치욕의 근원이 된다고 했다. 그리하여 주(周)나라 사당에 있는 입을 세 번 꿰맨 동상의 의미심장한 예를 들었던 것이다.

말은 생각한 바를 전하고, 그것을 매개로 하여 상호간의 이해를 촉진시킬 수 있다. 그러므로 말은 인간의 생활과 함께 비롯된 가장 원시적인 본성을 지니고 있을 뿐만 아니라, 인간사회에 가장 큰 영향을 미치는 중대한 것이다.

따라서 말은 신중하고, 신용의 반영으로 나타나야 한다. 허망한 얘기나 지나친 농담을 해서 서로 의가 상하고, 심지어 원수지간이 되는 결과를 초래해서는 안 된다.

포박자는 세상의 풍속은 언행의 주의에서부터 비롯되고 있음을 암시하고 있다. 수많은 영웅호걸들이 말의 마력에 휩싸여 천추에 한을 남긴 채 역사의 뒤안길로 사라져버린 풍부한 예를 제시했다. 한번 내뱉은 말 한마디가 그렇게도 무서운 것인가를 새삼 되새기게 하는 것이다.

본 편은 어지럽고, 어긋나고, 망령되이 말하는 악풍을 개탄하면서, 당시(포박자의 세대 A. D. 3, 4세기)의 시대적 현실을 적나라하게 비판한 글이다.

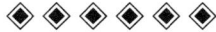

포박자가 말했다.

세상의 관습은 계속하여 이어져 내려오지만, 예의(禮儀)를 가르치는 일은 점차 사라져 간다. 겸양(謙讓)의 미덕을 중시하는 사람은 없으며, 오만하고 무례한 행동만이 오히려 일반의 풍속처럼 되어버렸다.

 어쩌다가 동배들간의 연회(宴會)에라도 나가 보면, 다리를 걸터앉거나 뻗는 둥 앉는 둥 모두가 제멋대로이다. 여름철 더운 날씨에는 관(冠)을 벗어버리거나 심지어 알몸으로 앉아 있는[1] 자도 있다. 굳이 힘쓰는 일이 있다면 저포(搏蒲-도박)나 탄기(彈棋) 정도라고나 할까, 또 열심히 논하는 것이 있다면 가희(歌姬)나 미기(美妓)에 대한 평가뿐이다. 그리고 엷은 저고리에 굵은 명주로 지은 바지를 입은 귀족의 자제들이나 졸졸 따라다니며 세력있는 집이나 혹은 술을 먹여주는 집만 드나든다. 도(道)를 탐구하는 청담(淸談)은 어디를 가도 들어볼 수가 없다. 앞을 다투어 듣기 어려운 조롱(嘲弄)하는 소리만 들릴 뿐이다.

 이와 같은 행동을 고상(高尚)한 짓이라 여기고, 그렇지 못한 행동은 천박한 것이라고 한다. 그러므로 유행을 좇는 범인[2]들과 세상에 뒤지지 않으려는 속인(俗人)[3]들은 마치 밤하늘을 날아다니는 벌레들이 등불을 보고 모여들듯이 그를 흠모하여 따르고, 가벼운 깃털이 회오리바람에 말려들듯이 그것을 배우려 한다.

 농담은 지나쳐서 위로는 남의 조상에게까지 미치고, 아래로는 남의 집 부인들과 여인에게까지 미친다. 선수를 치는 자는 제법 그럴싸하게 말하려 하고, 그것을 받아넘기는 자는 더욱 심한 말로 응수하려고 한다. 말을 꺼내는 자는 다가올 후환(後患)도 아랑곳하지 않고, 그 말을 받은 자는 자기의 답변이 미지근해서 상대방을 꼼짝못하게 하지 못하는 것을 수치로 여긴다.

옛날 주(周)나라 사람이 정백(鄭伯)의 정권을 강탈했을 때 정(鄭)나라 사람들은 성주(成周-洛陽) 지방의 벼와 온(溫-하남성 오현) 지방의 보리를 베어버렸다.[4] 참으로 복수심이라고 하는 것은 어찌할 수 없는 것이다.

영리한 자는 강한 쪽을 도와서 세력이 있는 쪽에 붙는다. 말 주변이 좋은 자는 기발한 이론으로 상대방을 공격한다. 대답하지 못하는 자는 얼간이가 되며, 또 먼저 농담을 중지하는 자는 지는 것이다. 이와 같이 서로 욕질을 다투어 하다 보면, 묵묵히 있을 수가 없다.

같은 농담을 한다 해도 말하는 사람에 따라 표현이 다르다. 즉, 머리가 좋은 사람은 상대방에게서 기회를 잘 포착하여 옛부터 행해 온 선례에 따라서 행하며 옛 고사를 들어서 지금의 일에 비유하여 말하기 때문에 빙 둘러서 말하는 것이긴 해도 그런대로 이치가 선다.

말은 풍치가 있고, 재미도 있으며, 이치에도 맞을 뿐 아니라 남이 꺼려하는 일을 결코 말하지 않으며, 또한 상대의 아픈 곳을 찌르려고도 하지 않는다. 그러나 서투른 자는 남의 잘못된 점을 곧이 곧대로 들어대기 때문에 상대방은 아연실색하지 않을 수 없다. 칭찬을 하든 헐뜯든, 이로써 우정이 끊어져도 당연한 말을 한다.

이와 같은 지나친 농담은 무익할 뿐으로, 어쩌다 술 마시는 손님으로 하여금 비위를 거슬린다고 생각되면 이를 참지 못하고 팔을 걷어부치고 칼이라도 빼어들며 완력다짐의 싸움이 벌어진다. 서로 술잔을 엎어버리거나 집어던지기도 하고, 남의 비밀을 맞서 폭로하기도 한다. 욕은 윗사람에게도 가해져서 서로 의가 좋았던 사이도 드디어 원수지간으로 변하고 만다.
　이렇게 되면 교제는 자연히 끊어지게 되고, 자신의 평판은 하루 아침에 땅에 떨어지고 말며, 드디어 화를 초래하게 된다. 서로 술잔을 엎어버리거나 맞서 집어던지기도 하고, 남의 비밀을 폭로하기도 한다.
　옛날 진(陳)의 영공(靈公)이 하징서(夏徵舒)에게 살해된 것도,[5] 관부(灌夫)의 일가가 모두 멸족하게 된 일도,[6] 그것이 결코 하늘이 내린 재앙은 아니다. 모두가 입이 불러들인 화(禍)인 것이다. 참으로 입이야말로 운명을 바꾸어 놓는 갈림길이며,[7] 명예와 치욕의 근원이 된다.
　주(周)나라의 사당에는 입을 세 번 꿰맨 동상이 있다 하는데,[8] 그 훈계야말로 참으로 당연한 것이다. 한번 입 밖으로 나온 실언(失言)은 아무리 전광(電光)이 빠르다 해도 이를 따라잡을 수 없고, 공수반(公輸班)[9]이라 해도 다시 고칠 수는 없다. 깊은 사색(思索)을 통하여 청담(淸談)을 하지는 못한다 할지라도 쓸데없는 농담은 그만두어 재앙의 뿌리를 막는 것이 좋을 것이다.
　말은 정중하게 하고 태도를 신중하게 함으로써 말함에 있어 실언하는 일이 없고, 그 태도에는 오만한 기색이 없도록 하며, 남의 모범이 되고, 남이 보아도 부끄러움이 없고, 두려워하기는 해도 사랑받는 인간이 된다. 이것이 치욕을 피할 수 있는 가장 좋은 방법이며, 우의를 온전하게 유지할 수 있는 중요한 길이다.
　무릇 남을 모욕하는 자는 결코 자기의 부모를 사랑하는 사람이 못된다. 경솔하게 싸움이나 하려는 사람은 부모가 낳아준 몸을 소홀히 하는 사람이다. 이러한 일은 어느 것이나 불효(不孝)가 된다. 이것을 잘 생각해야 된다.

그러나 미혹하여 길을 잘못 든 사람은 자신을 돌이켜 볼 수 있는 눈이 없다. 격정(激情)에 사로잡혀 함부로 행동하는 자는 귀에 거슬리는 충고를 꺼려한다. 무익한 추종만을 일삼기 때문에[10] 누구 하나 그 잘못을 정직하게 말해주는 사람도 없다. 같은 무리들도 마찬가지로 미혹하기 때문에 돌아가야 될 방향을 가리키는 자가 없다. 아첨하는 자들은 웃고 떠들면서 좋은 분이라고 칭찬하고, 앞에서만 복종하는 척하는 사람은 손뼉을 치면서 공(功)을 찬양한다.

더욱 미혹한 자는 자기가 자공(子貢)이나 안영(晏嬰)과 버금하는 기지가 있고, 남보다 뛰어난 변설이 있는 것으로 착각하고 있다는 사실조차 깨닫지 못한다. 그리고 그의 혀가 재난을 불러들이는 깃발이 되고, 해(害)를 안고 오는 부절(符節)이 되며, 악평을 전달하는 역마차가 되고, 몸을 굴러 떨어지게 하는 수레가 된다는 것을 깨닫지 못한다. 어찌 그러한 무리들에게 역사에 남을 명예가 손상되고, 죽은 후에 전해질 덕망을 해치는 것만으로 문제가 될 것인가?

생각컨대 친구와는 백발이 되도록 서로 삼가해야 하며 깊이 나누어온 우정도 하루 아침의 과실로 돌이킬 수 없는 사이가 된다. 비록 도주공(陶朱公)[11]의 부(富)라 하더라도 한마디의 실언이라도 보상할 수는 없다.

그러므로 털끝만한 실수라도 천 리나 멀어지게 하고, 남을 상하게 한 말은 칼에 맞은 듯 고통을 준다. 미세한 조짐이라도 그것이 쌓이면 뚜렷해지며, 얕은 물도 모이면 깊은 연못이 된다. 그러므로 새의 깃털이라도 쌓이면 큰 배[12]를 물에 잠기게 하며, 아무리 가벼운 물건이라도 많이 실으면 강한 차축(車軸)을 부러뜨리고 만다. 미미한 회오리바람도 그것이 심해지면 백 심(百尋)의 집을 태워버리며, 흰개미가 비록 작은 미물이지만 아름드리 나무를 무너뜨린다.

옛 현인(賢人)들은 어찌하여 그토록 조심스럽고 겸손했으며, 요즘 사람은 어찌하여 이토록 거만하고 무례한 것인가. 그러므로 고고(孤高)한 선비는 멀리서 속세의 티끌을 바라보고 몸을 돌리고, 경박한 무리들은 반향(反響)이 소리를 쫓듯 유행을 쫓아서 웅성거린다.[13] 일을 계획하여 해도 지혜있는 사람의 도움이 없고, 위태로운 경우가 닥쳐와도 충고해 주는 친구는 없으며, 역사에 기리 남길 선행(善行)도 없으므로[14] 사관(史官)이 붓을 들 까닭이 없고, 말로 전할 만한 아름다운 점도 없으므로 논자(論者)는 입을 다물 수밖에 없다. 좋은 소문은 들리지 않고 추문(醜聞)만 퍼진다. 죽은 뒤에도 실패의 여운을 남겨 후세에 비난의 씨를 남긴다.[15] 살아 있을 동안에는 남이 본받을 일을 한 적이 없고, 죽어서는 기록될 만한 일이 아무것도 없다. 이것도 뜻있는 선비는 부끄러워하는 바이다.

그러한 일들은 흔히 있는 일로 여기고 잘못이 있어도 고치려 하지 않는다.

이것은 참으로 평탄한 길을 버리고 가시밭길로 뛰어드는 것이며, 맛있는 음식을 마다하고 독초(毒草)를 먹는 것과 같다. 《역(易)》에서 말하기를「작은 선(善)은 무익한 것으로 여겨 행하지 않고, 작은 악(惡)은 해가 없다 하여 중지하지 않으며, 그러한 결과로 악이 쌓여 이를 감출 수 없게 되고, 죄가 커져서 달아나지 못하게 된다.」[16]는 것은 바로 이를 두고 한 말인 것 같다.

　나는 원한다. 세상 사람이 칠칠치 못한 행동은[17] 고치고, 그들의 교만하고 인색한 실수를 제거하고, 뽐내면서 남을 내려 보는 습관을 버리고, 남을 조롱하려는 무례한 말을 하지 않기를.

　그렇게만 한다면 평원군(平原君)의 집에서 식객(食客)이 떠나는 일은 없을 것이며,[18] 이형이 황조(黃祖)에게 맞아 죽지는 않았을 것이다.[19]

　포박자가 말했다.

　세상에는 깨끗한 덕을 닦아서 존경받을 생각은 않고 콧대만 세워서 남이 두려워하기를 바라는 자가 있다. 이러한 사람은 군중 속에 끼려고는 하지 않고 다투어 상석에만 앉으려 한다. 얼굴색 붉히며 큰 소리를 내질러서 남을 쫓아내고서야 안심이다. 뜻대로 일이 되지 않을 때도 화를 벌컥 내며 원망하고 물러서지 않으며, 밖에 나가서는 좁은 길에서 남에게 길을 비켜 주는 일이 수치스러운 일이라 생각하고 말을 몰아 상대방을 위험하게 한다.[20] 만약 비켜나지 않으면 그대로 부딪쳐 버린다. 참으로 지독한 일이다.

　옛날의, 허리는 낮추어도 감히 범할 수 없는 기품(氣品)이 있으며, 낮이면 나무 그늘을 남에게 양보하고, 좁은 길에서 사람을 만나면 먼저 비켜 가고, 수치스러운 일은 도맡은 사람처럼 솔선하여 나서면서 겸손하고, 언제나 몸 둘 곳을 모르는 사람처럼 조심스러웠던 사람들을 생각해보면 그 얼마나 큰 차이가 있는 일인가!

무릇 덕(德)이 높고 절조(節操)가 깨끗하면 아무리 스스로 몸을 낮춘다 할지라도 남들이 존경하지 않을 수 없다. 만약에 하는 행동이 천하면 아무리 횡포를 부린다 할지라도 남들이 존경하지 않는다. 비록 외모는 인간이라 할지라도 그 속에 인간성을 지니지 못하였기[21] 때문이다. 다만 증오를 할 뿐 존중하는 마음은 결코 아닌 것이다.

옛날 장주(莊周)가 조(趙)나라로부터 초청을 받았을 때 조왕(趙王)은 장주가 식사를 다 마칠 때까지 반듯하게 서 있었고,[22] 추연(騶衍)[23]이 연(燕)나라 국경에 들어서자 연나라 임금은 비를 들고 선도(先導)하였다. 정현(鄭玄)[24]의 마을만은 도둑의 무리까지도 멀리서 절을 하면서 지나갔고, 곽림종(郭林宗)의 집을 방문한 사람은 모두가 숙연히 머리를 숙였다.[25] 이 모든 것은 강압에 못 이겨 고개를 숙인 것은 결코 아니었다.

대체로 도둑질하여 모은 재산은 그것이 아무리 거액이라 할지라도 기쁘지가 못하다. 또 폭력(暴力)으로 사람을 위협하는 것이 비롯 그것을 두려워하게 할 수는 있을지라도 결코 자랑이 못된다. 그럼에도 불구하고 범인들은 그런 행동을 예사로 저지른다.

그러므로 그런 사람의 말을 들으면 올빼미가 음산하게 우는 것 같고, 그 얼굴을 보면 마치 유령이라도 만난 것 같으며, 그들이 오면 마치 요괴들이 떼를 지어 모여드는 것 같고, 그들을 길에서 만나면 호랑이 떼를 만난 것 같다.

어리석은 사람은 이를 행하여 스스로 호걸이라도 된 것처럼 하고, 소인(小人)들은 그것을 본받아 횡포(橫暴)를 부리고자 한다. 세상에 혼란이 아직도 멎지 않은 것은 바로 이때문이다.

그러나 감히 이와 같은 행동을 할 수 있는 것은 본래가 악한 자들이기 때문만은 아니다. 대개는 귀족의 자제나[26] 고관들의 가족으로, 원래는 착한 행동을 하려고 상당한 노력을 해서 겨우 허명(虛名)을 얻은 자들이다.

명성이 조금이라도 알려지면 본성(本性)이 나타난다. 혹은 재물과 여색(女色)으로써 권세 있는 자들과 사귀고, 혹은 시운(時運)을 타고 높은 자리를 차지하고, 혹은 정략 결혼을 하여 귀족들과 사돈을 맺고, 혹은 당사자를 칭찬하고 남을 비난함으로서 권력자에게 아첨한다.[27] 분수에 넘게 지위를 얻게 되면 거들먹거리고, 그러한 역겨운 모습은 또 다른 병적인 악습을 낳기 마련이다. 패거리가 생기면 자연히 교제의 폭도 넓어지고, 출세의 길이 열리면 걸음걸이도 도도해진다. 이쯤 되면 식자(識者)들의 비판 따위는 그를 다스리는 데 아무런 효과도 없으며, 심지어 법률로도 응징할 수 없다. 마침내 매(鷹) 머리 위에 앉은 파리나 사당 담벽에 사는 쥐와 같이 쫓아버리거나 불을 피워 달아나게 할 수도 없게 된다.

그들은 자기 힘이 미치지 못하는 상대에게는 감히 제대로 얼굴을 쳐들어 보지도 못하고 허리를 굽혀[28] 고분고분하게 받들어 모시나, 자기보다 아랫사람에게는 함부로[29] 권력을 휘두르며 손 안에 쥐고 흔든다. 그러므로 자기보다 뛰어난 사람이 하는 말은 귀에 들리지 않고, 설령 들린다 할지라도 모르는 척 한다. 또 자기보다 못한 사람은 감히 말도 할 수가 없다. 말한다 할지라도 악한 행동을 멈추게 할 힘이 없다.

대체로 해충(害虫)이 곡물을 상하게 한다 해도 서리가 내리는 계절이면 모두 죽어 없어진다. 간웅(姦雄)들이 세상을 어지럽힌다 해도 엄격한 시대가 찾아오면 실각(失脚)하고 만다. 무릇 자기 몸 하나만을 깨끗이 지키려는 사람은 절대로 그러한 자들을 섬기지 않으며, 더욱이 그들의 행동을 모방할 생각은 추호도 없다. 설령 그들에게 대항할 만한 실력이 있다 할지라도 실력을 발휘할 수 있는 지위에 있지 않고서는 어찌할 수 없기 때문이다.

포박자가 말했다.
《시경(詩經)》에 물수리를 찬양하여 노래하고 있는 것은[30] 반드시 쌍을 지어서 노는 물수리라 할지라도 서로 구별하여 지낸다는 점을 존중하기 때문이다. 예기(禮記)에 따르면[31] 남녀는 중매인 없이는 서로 만나는 일이 없으며, 남녀가 섞여서 자리하는 일도 없다. 또 편지 같은 것을 주고받지 않으며, 한 벌의 옷을 함께 사용하는 일도 없고, 손수 물건을 주거나 받는 일도 없다. 자매(姉妹)가 시집을 갔다가 친정에 다니러 왔을 때라도 남자 형제들은 한 자리에 앉지 않는다. 남자들 세계에서 하는 말은 여자의 방에 들어가서 않으며, 여인들의 얘기는 밖으로 새나가는 법이 없다. 여자가 손님을 맞이하거나 배웅할 때라도 대문 밖을 나서는 일이 없다. 여자가 외출을 할 때는 반드시 얼굴을 가리고, 길을 걸을 때도 남자는 왼쪽으로, 여자는 오른쪽으로 간다. 이상의 일들은 성인(聖人)들이 남녀의 구별을 존중하여 음란에 빠지는 일을 예방하기 위하여 마

련한 제도이다.[32]

　부부(夫婦)는 가장 가까운 사이라고 할 수 있다. 그러나 남자는 병이 났을 때가 아니면 낮에 침실에 있지 않으며, 아무리 죽을 때라 할지라도 여인의 팔에 안겨 죽지는 않는다. 더구나 다른 여인의 집에서 죽는다는 것은 있을 수 없는 일이다.

　옛날에 노(魯)나라의 왕녀(王女)는 깊은 규방(閨房)에 있지 않고 함부로 쏘다니다가 말을 기르는 낙(犖)의 조롱을 당한 일이 있었는데, 그의 형이 낙을 매질하자, 낙은 원한을 품은 끝에 형을 죽이는 변고(變故)를 저지르고 말았다.[33] 송(宋)나라 공보(孔父)의 아내는 집 밖으로 나가 돌아다니다가 화독(華督)의 눈에 들었기 때문에 그녀의 남편이 살해당했을 뿐만 아니라 정조마져 빼앗기고 만 재난을 겪었다.[34] 거(筥)나라의 태사 격(太史激)은 딸이 하인(下人)과 정을 통하여 가문의 명예를 더럽히게 되자 자기의 소홀한 감독을 깊이 후회한 바 있다.[35] 한(漢)나라의 탁왕손(卓王孫)은 시집 간 딸이 집으로 돌아온 것을 보고 달가워하지 않았기 때문에 마침내 딸은 가난한 예능인(藝能人)과 눈이 맞아 사랑의 도피행각을 하고 말았다. 그 후 그녀의 아버지는 세상에 체면이 서지 않는다 하여 대문을 잠그고 바깥 세상과 절연하고 말았다.[36]

　그런데 세속의 부인들은 누에를 치고 베를 짜는 일들을 게을리하고, 남편의 하는 일을 반려(伴呂)하지도 않고 할 일 없이 번화가를 누비고 다닌다. 심지어는 식사를 지으려고도 하지 않고 사교계에 나들기만을 좋아하고, 서로 친척집을 왕래하며, 별이 총총한 새벽에 나갔다가 밤이 되어서야 횃불을 들고 돌아오기도[37] 한다. 많은 수행원을 거느리고 나타나면 화려한 옷차림이 거리를 눈부시게 하고, 하녀와 병졸의 행각은 마치 시장처럼 붐빈다. 길을 가는 도중에 그들의 음난한 장난은 오히려 식자들의 눈쌀을 찌푸리게도 한다.[38] 어떤 자는 밤중에 돌아다니기도 할 뿐 아니라 남의 집에 묵기도 하고, 절 구경을 나서기도 하며, 사냥이나 낚시질하는 모습을 구경하기도 한다. 산에 오르는가 하면, 강가에도 나가며, 심지어 경사(慶事)를 축하하거나 상(喪)을 위문한다는 구실로 나라 밖까지 나가는 일도 있다. 마차의 문을 열고 휘장을 걷어올린 채 성 안을 두루 왕래하며, 길에서 술잔을 기울이기도 하고, 길을 가면서도 현악기를 연주하고 한다. 이와 같은 행동이 멋있는 일이라 생각하다 보면, 악습(惡習)이 하나의 풍속으로 변해버린다.

이것이 자칫하면 나쁜 인연이 되어서 무슨 일이든 못 할 것이 없다는 살벌한 결과가 된다. 음심(淫心)을 발동케 하는 동기가 될 뿐만 아니라 낭비 또한 극심하다. 자기 아내를 잘 다스려야만 집안이 다스려질 뿐만 아니라 나라도 다스려진다. 원컨대 군자 여러분은 조금은 부인이 밖으로 나도는 것을 금지하시라! 그럼으로써 장래에 발생할 과실을 미연에 방지할 수 있을 것이다.

포박자가 말했다.

경박한 사람은 고위고관의 집에 출입하기도 하고 부자(富者)와 교제하기도 하여, 명예나 지위를 얻게 되면 곧 예교(禮敎)를 배반하면서 "나는 자연스럽지 못한 일은 질색이다"[39]고 말한다. 재능은 남보다 못하면서, 애써서 호탕(豪宕)하고 활달(闊達)한 척하며, 오만불손한 자를 도량이 넓다고 말하는가 하면, 예의를 지키는 사람을 인색하다고 떠벌인다.

그리하여 섣달 그믐날 제야(除夜)의 북소리[40]가 울릴 무렵이면 젊은 무뢰한들은 귀가 벌겋게 달아오르도록 거나하게 술을 마신 다음 도당을 지어서 괴상한 무리들과 어울려 놀러 나간다. 뛰어난 선비나 학자들이 이웃에 있지만, 그들과는 사이가 멀며 근접하려고도 않는다. 그들은 어디든 가지 않는 곳이 없다. 아무리 먼 곳이라도 마음만 내키면 반드시 찾아간다. 그들은 소매자락을 나란히 하며 손에 손을 잡고, 할 일 없이 남의 집 안으로 뛰어들어 부녀(婦女)들을 손가락으로 가리키며 키가 크니 작으니, 미인이니 추녀니 하면서 제멋대로 평가한다. 왜 이런 짓을 하는지 도저히 이해할 수가 없다.

또 어떤 자는 주인의 허락도 받지 않고 갑자기 떼를 지어 앞으로 달려나간다. 미쳐 몸치장도 못한 방 안의 여자들을 살며시 엿볼 뿐만 아니라 몸을 대문에 부딪쳐 빗장을 부러뜨리거나 담을 뛰어넘거나 벽에 구멍을 뚫어놓기가 일쑤였다. 마치 강도가 뛰어든 것처럼 소동을 피우는 것이다. 때로는 미쳐 몸을 숨기지도 못한 첩이나 시녀들을 으슥한 곳에서 끌어내기도 한다. 참으로 괴이한 일이 아닐 수 없다.

무릇 훌륭한 신사가 자기 집에 있을 때라 할지라도 반드시 가족들의 어떤 돌발적인 사태에 항상 대비하고 있다고는 할 수 없다. 때문에 남의 집 문을 들어서려 하면 반드시 소리를 높여 상대방에게 알리도록 하고, 방으로 들어갈 때는 시선을 아래로 내려 뜨도록 해야 한다.[41] 그럼에도 불구하고 당돌하게 남의 집에 함부로 뛰어든다니, 이게 어찌 된 일인가?
　그러나 영락한 집안의 자제로 뚜렷한 주관(主觀)⁴²⁾이 없고, 세상에 뒤지지 않으려는 사람은 이러한 자들을 받아들이는 것이 친밀한 것이라 생각하고, 이것을 거절한다면 큰 실례라도 되는 것처럼 여기며, 참으로 요즈음 세상에서는 그렇게 하지 않을 수 없는 일로 생각한다. 그리하여 시끄러운 무리들을 방 안으로 불러들이면, 아내의 얼굴을 아래위로 살펴본다. 무릎이 마주칠 만한 좁은 곳에서 지척간에 서로 술잔을 주고받으며 비파소리에 맞추어 음탕한 음곡을 불러서 마치 사마상여(司馬相如)가 거문고와 노래 소리에 과부인 탁문군(卓文君)의 마음을 움직이게 한 것과 같다. 외치는 것인지, 신음하는 것인지, 주고받는 해학적인 농담은 그 극에 이른다. 이쯤 되면 남녀의 구별 같은것은 웃음거리에 지나지 않는다. 《시경(詩經)》에

「쥐를 보아도 가죽이 있는데, 사람이면서 체모가 없네.
사람이 체모가 없다면 죽지 않고 무얼 하겠는가!」⁴³⁾

하고 비방한 것과 같다. 무릇 걸(桀)과 주(紂)가 나라를 망친 일이나 주(周)나라와 진(陳)나라가 멸망한 일 등은 모두가 예의를 상실했기 때문이었다. 하물며 서민들이 예의가 없이 어찌 살아갈 수 있단 말인가!
　마음 속에 신의가 없으면 아무리 맹세를 거듭한다 할지라도 아무런 이익이 없다. 그러나 서로의 진정한 마음만 알고 있다면, 형식 따위는 아무래도 좋다.⁴⁴⁾

군자들이 사람을 사귐은 도의(道義)에 합치함으로써 서로 친밀해진다. 그러므로 담담(淡淡)한 마음 속에서 우정이 이루어진다. 소인이 남과 접촉하는 것은 권세(權勢)나 이욕(利欲)으로 맺어져서 허물없이 지냄으로써 가까워진다.

그러므로 정다운 사이 같아도 금방 무너지고[45] 만다. 반드시 방 안으로 불러들여서 주연(酒宴)을 베풀어야만 성의가 돋보이고, 술자리에 아내나 첩들을 나오게 해야만 친밀한 것이라고 할 수 있는 것은 아니다.

옛 사람은 간음의 그릇됨을 경계하고, 이로 인하여 사악한 행동으로 기울어지는 악의 씨를 미연에 방지했다. 이를 수양하면 군자라 할 것이며, 이를 어기면 죄인이라 하였다.

그러나 이러한 금령이 누그러지면 후궁 깊숙히 몰래 스며드는 남자가 있기 마련이고, 법망이 새면 뽕나무 밭에서 밀회하는 여인이 있다.[46] 이를 풀어 놓으면, 운몽(雲夢)의 큰 골짜기에 불을 지르고, 깊이가 만 인(萬仞)이나 되는 깊은 연못을 터 놓는 것과 같다. 이쯤 되면 한 자루의 비를 들고 거센 불길을 끄거나 한줌의 흙으로 범람(氾濫)을 막으려 한다 해도 헛된 일이 된다.

그러나 세상은 이미 이와 같은 것들을 관습처럼 행하고 있으며, 사람들이 모두 말하기를 "수도와 그 부근에 살고 있는 공자들이나 왕손들, 그리고 귀족의 자제들은 모두가 그렇게들 하고 있다"고 한다.

나는 이런 말을 들을 때마다 이렇게 말했다.

중원(中原)의 땅은 예의(禮儀)의 발상지이긴 하지만, 그 예의라고 하는 것들은 본래의 예의가 아닐 것이다. 아마도 나라가 쇠퇴하고 어지러웠던 때에 생겨난 것들이지, 결코 정치가 잘 행해졌던 옛 풍속은 아닐 것이다.

　노자(老子)는 가장 욕심이 없는 사람이었다. 그러나 마음이 어지러워지는 것을 예방하기 위하여 욕심을 자극하는 것은 보지 않으려고 하였다. 아무리 고결(高潔)한 유하혜(柳下惠)[47]라 할지라도 연회에 자주 나가다 보면 마음속에 욕심이 생기고, 그것은 얼굴에 나타나기 마련이다. 더구나 정(情)에 담박한 사람은 만에 하나도 없으며, 정욕(情欲)을 억제할 수 있는 사람은 결코 많지 않다. 그렇다면 이러한 풍조는 어찌 조장할 수 있겠는가!

　가난한 선비는 이러한 풍조가 결코 조장되어서는 안 된다는 것을 잘 알고 있지만, 명망이나 세력, 그 어느 하나도 갖고 있지 못한 처지이고 보면, 그것을 고쳐 볼 방법이 없다. 언제나 분개하고 있을 뿐이다.

　그러므로 항상 그러한 무리들로부터 미움을 사며, 촌놈이니 시대에 뒤떨어진 사람이니 하는 말을 듣는다. 나는 나 자신만 믿고 싶다. 나는 내가 싫어하면서 남이 좋아하는 일이라 하여 따르고 싶지는 않다. 개탄할 일이야 비단 이것뿐만은 아니지만, 모두가 이와 같다. 사악한 풍속에 물들고, 타락하여 실패하는 자가 어찌 귀에 거슬리는 충고를 받아들이며, 시대의 이름을 따르는 것이 옳지 않다 하여 가던 길을 되돌아오겠는가!

　포박자가 말했다.

세상에는 신부(新婦)를 놀리는 악습이 있다. 많은 군중 속에서나 친척들이 모여 있는 앞에서 추잡한 말로 질문을 하여 우수꽝스러운 대답을 하도록 한다. 참으로 신부를 모독[48]하는 일은 참기 어려운 일이었다. 때로는 매질[49]을 해서 넘어지게 하기도 하고 발을 묶어서 거꾸로 달아매기도 하며, 손님 중에는 술버릇이 나쁜 자도 있어 분수도 모르고 몸을 상하게 하여 피를 흘리게 하고 손발을 부러뜨리게 하는 경우마저 있다. 참으로 개탄할 일이다.

옛 사람들은 시집보내는 집에서는 딸과의 이별을 생각하여 사흘 동안 등불을 끄지 않았으며, 사위가 될 사람의 집에서는 부모를 대신해야 될 것을 슬퍼하여 음악을 연주하지 않았다.[50] 예법에서는 신부를 맞이하는 자는 부끄러워서 축하하지 않았다.[51] 오늘날에 있어서는 옛 예법을 모두 따를 수는 없다 하더라도 마을 사람들의 존경을 받고, 그의 말이라면 누구나 신용할 만한 정도의 사람이라면 당연히 나서서 정색을 하여 꾸짖고 고쳐야만 할 것이다. 시류(時流)에 휩쓸려 이러한 폐풍(弊風)을 조장한다는 것은 생각도 할 수 없는 일이다.

그럼에도 불구하고 세간에서는 이것을 오랫동안 실행해 왔기 때문에 그 그릇됨을 깨닫지 못한다. 식자(識者)[52]의 비판 정도로는 결코 금지되지 않는다. 준엄한 형벌로서 금지시키지 않으면 안 될 것이다. 그들은 마침내 주공(周公)이나 공자(孔子)의 가르침을 틀렸다 하고 오만불손(傲慢不遜)한 것이 차라리 고상한 것이라고 떠벌린다.

어떤 자는 간교(姦狡)한 방법으로 고관의 자리를 노략질하고, 어떤 자는 배경을 업고 벼락 출세[53]를 한다. 그렇게 되면 곧 한없이 교만해지고, 의기(意氣)는 하늘을 찌른다. 거드름을 피우며 걸어가고, 세상에 자기보다 훌륭한 사람은 없는 것같이 생각한다. 불우하고 고독한 선비를 멸시하고, 실제로는 뛰어난 선비라 하더라도 마치 잡초처럼 가볍게 여긴다. 때로는 베개에 비스듬히 몸을 기울이고 손님을 맞는가 하면, 때로는 병을 핑계하고 찾아온 손님도 만나지 않는다. 손님이 숲처럼 문 앞에 늘어서고, 그들의 수레가 길을 메꾸어 주기를 바라면서 "훌륭한 사람이면 이쯤 되어야지" 하고 뇌까린다.

무릇 지위로 따진다면 주공(周公)은 섭정의 높은 자리에 있었지만 밥도 제대로 못 먹고 머리도 자주 감을 여유가 없이 손님을 맞아들이기에 힘썼다. 명성(名聲)을 비교한다고 하면 공자(孔子)는 덕망있는 선비였지만 후배를 지도하기에 바빴다. 모두가 공로가 있다 할지라도 겸손(謙遜)을 근본으로 하고, 교만한 태도를 싫어하였다.

후한(後漢) 말기는 그렇지 못했다. 머리는 산발하고 옷은 입었다 해도 겨드랑이에 끼고 있을 뿐이며, 허리띠도 메지 않았다. 바지만 입고 손님을 맞이하는 자가 있는가 하면, 심지어는 알몸으로 손님을 맞이하는 자까지 있었다. 벗들이 모이거나 동지들이 함께 놀러 갈 때라 할지라도 도덕(道德)이나 학업을 서로 절차탁마(切磋琢磨)하거나 과실(過失)을 교정하고 도의를 연구하는 일은 없었다. 서로 방문할 때도 오랫만이라고 인사를 하거나 안부 따위는 묻지도 않는다. 손님은 대문 안으로 들어서면서 "이 자식아"하고 부르고, 주인은 찾아온 손님을 보고 "망할 자식"하고 외치면 그뿐이다. 이렇게 서로 어울리지 않으면 친해질 수 없고, 따돌림을 받게 되어 그들 무리 속에 낄 수가 없다.
　연회가 벌어지면 여우처럼 웅크리고 앉아 소처럼 마셔댄다. 음식을 서로 다투어 먹는 꼴은 마치 걸신이 들린 듯하고, 고기를 갈기갈기 찢으면서 국물이 사방으로 튀게 한다. 염치(廉恥) 같은 것은 어디에도 찾아볼 수 없다. 이런 일에 동참하는 자는 "베짱이 큰 사람"이라 하고, 그렇지 못한 자는 "형편없는 졸부"라고 부른다.
　그들은 온종일 얘기를 해도 도의(道義)에 관한 말은 한 마디도 없으며, 밤을 새워 노닥거린다 해도 자신에게 이로운 충고 따위는 들을래야 들을 수 없다. 《노자(老子)》나 《장자(莊子)》의 말을 그릇되게 인용해서 제 마음대로 놔두는 것이 옳은 것이라 하고, 큰 일을 하는 사람은 사소한 예의 따위는 돌아보지 않는다든가, 큰 인물은 세상의 자질구레한 규율에 구애되지 않는다느니 하면서 스스로를 칭찬하고, 오만불손한 자야말로 진정으로 도(道)를 터득한 사람이라고 떠벌인다. 아, 애석한 일이로다. 이 어찌 슬픈 일이라 하지 않겠는가!
　이리하여 친족을 조롱하는 것을 오히려 즐거운 문안 인사로 여기고, 더없이 무례한 행동으로 우정을 맺으려 하고, 몸을 기대 앉거나 발을 내미는 모습이 한결 멋지게 보인다고 말한다. 단정한 몸가짐으로 위용(威溶)을 보이는 자를 형편없는 촌놈이라 말할 뿐만 아니라, 권위를 비웃고 전통에 반항하는 자야말로 재치있는 기재(倚才)라고 칭찬하고, 조리있게 말하는 자를 나무로 코를 맨 것 같아 도시 버릇없는 자라고 한다.
　그들 경박한 도배들은 세속을 따라 아첨하며 어울리는 패거리를 더욱 증가시켰을 뿐만 아니라 서로 추천하여 쉽게 출세할 수 있었다. 그러므로 대개는 겉만 번드르하고 속은 텅 비어 있기 마련이다. 촉(蜀)나라의 옹합(雍闔)이 장예(張裔)를 평하여 "호리병과 같아서 겉은 번들번들하지만 속이 텅 비어 있다"[54]고 한 것과 같다. 고전(古典) 한 장도 암송한 것 없이, 아는 것이 있다면 술이나 구운 고기에 관한 것뿐이다.

이른바 '명덕(明德)을 거역하고' '귀머거리에 붙고 소경을 따르며' '재화(財貨)를 탐하고' '음식을 탐내는' 자는 바로 좌전(左傳)에 나오는 '재주없는 자식'[55]이다.

만약에 그들에게 고전의 심오한 말과 귀신의 실상, 만물의 변화, 외국의 기괴한 일들, 종묘(宗廟)의 대례(大禮), 천지(天地)와 조상에게 제사 지내는 의식 절차(儀式節次), 하(夏), 은(殷), 주(周) 삼대의 역(曆)과 국풍(國風), 소아(小雅), 대아(大雅), 송(頌)[56]의 기원과 음양(陰陽), 율력(律曆)의 주기(周期), 군국(軍國)의 제도와 고금에 전해 온 제도의 연혁(沿革)을 묻는다면, 불안에 떨면서 얼굴빛이 달라지고, 갑자기 벙어리가 된 듯 고개만 아래위로 돌리면서 멍청히 바보가 되고 말 것이다. 마음 속으로는 배우지 못해서 어려움을 당한다고 생각하면서도 겉으로는 무지(無知)라는 자신의 결점을 변호라도 하듯이 "그따위 자질구레한 고사(故事)들은 골목 안에 살고 있는 한갓 서생(書生)이나 융통성 없는 학자들이나, 아니면 시들어버린 죽간(竹簡)을 읽고 누렇게 뜬 두루마리나 안고 땅바닥을 기어다니는 자들이나 알고 있으면 된다. 우리 같은 사람에게 물어볼 것이 못 된다"고 큰 소리로 떠들어댄다.

참으로 학문이 없으면 그 폐단이 어떠한지, 대석학이 얼마나 존경을 받아야 할 사람인지, 종래의 습관이 얼마나 잘못되었으며, 학문을 경시한 것이 얼마나 큰 잘못인지를 알고 있으면서, 끝내 혼미한 방황 속에서 제 길로 돌아올 수 없는 것은 비록 터무니없는 행위라 할지라도 출세를 하는 데는 아무런 장애가 없다는 데 이유가 있다. 만약에 고귀한 사람이 사리에 맞는 말로 그들의 잘못을 탄핵하되, 그래도 두려워하는 기색이 없이 나쁜 짓을 고치지 않는 자가 있다면 품(品)을 낮추면 될 것이다. 그러면 그들은 틀림없이 이를 두려워하면서 마음을 바로 하여 시대가 요구하는 바른 길로 인도될 것이다.

■ 譯註

주1. 알몸으로 앉아 있는
露首袒體(노수단체). 머리에 쓴 관을 벗고 옷을 벗어버리는 것. 露는 드러내다. 袒은 옷을 벗어 둘레매다.

주2. 유행을 좇는 범인
馳逐之庸民(치축지용민). 치축(馳逐)은 말을 달려 쫓아가는 것. 경마(競馬) 《史記》 孫子吳起傳. 여기서 세상의 유행을 좇는 사람을 馳逐之庸民이라 함.

주3. 세상에 ~ 속인
偶俗之近人. 시대에 뒤떨어지지 않으려는 속인.

주4. ~ 베어버렸다.

《左傳》隱公十三年.

주5. ~ 살해된 것도

영공(靈公)은 공손영의(公孫寧儀), 공손행보(公孫行父)의 두 대신과 함께 하희(夏姬)와 정을 통하고 있었다. 하희는 징서(徵舒)를 낳았다. 영공이 두 대신과 함께 "징서는 나를 닮았다" "아니오 전하를 닮았오" 하고 말하는 것을 징서가 듣고 영공을 살해하였다(《左傳》宣公十年).

주6. ~ 멸족하게 된 일도

한(漢)의 장수인 관부가 승상인 전분을 술을 마시고 욕했다.

주7. 운명을 ~ 갈림길이며

樞機之發(추기지발). 추기(樞機)라는 것은 원래 물건을 움직이는 장치를 말한다(樞는 문의 장치, 機는 활 쏘는 장치). 따라서 추기지발은 운명을 바꾼다는 풀이가 된다(《易經》 繫辭上).

주8. ~ 있다 하는데

《說苑》敬愼

주9. 公輸班(공수반).

원문은「班輸」이나 輸班의 잘못. 옛날의 명공.

주10. 추종만을 ~

원문은「疾美」인데, 교감기에 의해서 疢美(진미)로 고쳐 해석했다.

주11. 陶朱公(도주공).

옛날의 부호였던 범려를 말한다.

주12. 큰 배

龍舟(용주). 큰 배.

주13. ~ 웅성거린다.

影集(영집). 그림자가 몰려든다. 즉 웅성거린다.

주14. ~ 없으므로

無切磋之益(무절차지익). 여기서 절차(切磋=切瑳)는 자르고 간다는 뜻으로, 덕을 닦고 학문을 완성한다는 말. 즉 역사상 국가나 사회에 덕을 미친다는 것.

주15. ~ 씨를 남긴다.

貽譏將來(이기장래). 장래에 잘못을 저지를 수 있는 동기를 마련한다는 뜻.

주16. 작은 선은 ~ 못하게 된다.

《易》繫辭

주17. 칠칠치 못한 행동

無檢之行. 여기서 檢은 정해진 생활방법에 맞추어 행한다는 뜻으로, 옳바른 예의, 도덕, 법, 제도 등을 따라서 행동하는 것. 무거지행은 상규에 어긋난 행동을 말한다.

주18. ~ 없을 것이며

평원군은 손님 맞이하기를 좋아해서 집에는 많은 식객이 있었지만 그의 첩이 절름발이 식객을 보고 웃어버리자 많은 식객이 떠나갔다.

주19. ~ 않았을 것이다.

예형은 후한(後漢) 말기의 문인인데, 그 언행이 방자하고 불손하여, 황조(黃祖)를 욕하다가 살해되고 말았다.

주20. ~ 위험하게 한다.

推人於危(추인어위). 사람을 밀어서 위태롭게 하는 것.

주21. ~ 못하였기

外服人體內失人心(외복인체내실인심). 외복인체는 겉으로는 사람같이 보인다는 것. 내실인심은 속으로는 인간의 마음을 잃었다는 것. 즉 인간성이 결여되어 있다는 것.

주22. ~ 서 있었고

《莊子》說劍.

주23. 추연.

전국시대 학자. 《史記》孟荀列傳.

주24. 정현.

후한의 대유학자(《後漢書》本傳).

주25. ~ 머리를 숙였다.

《後漢書》郭泰傳.

주26. 귀족의 자제

冠蓋之後(관개지후). 관개는 관을 쓴 것, 즉 고관을 말한다. 후(後)는 후인 또는 후예를 말한다.

주27. ~ 아첨한다.

合威柄器(합위병기). 권력자에게 아부하는 것. 합위(合威)는 위세에 따른다는 뜻으로 아첨의 뜻이 있고, 병기(柄器)는 큰 그릇, 즉 권력 또는 권력자를 말함.

주28. ~ 허리를 굽혀

低眉掃地(저미소지). 얼굴을 쳐들지 않고 눈을 아래로 내려뜨는 것. 저미(低眉)는 눈썹을 아래로 뜬다는 것. 소지(掃地)는 땅을 쓴다는 것으로, 허리를 굽히는 것을 말한다.

주29. 자기보다는 ~ 함부로

作威作福(작위작복). 위세를 부리고 복을 만든다는 말로,

곧 자기 마음대로 휘두른다는 뜻.

주30. ~ 있는 것은

《詩經》關雎.

주31. 예기에 따르면 ~

《禮記》曲禮, 內則.

주32. ~ 마련한 제도이다.

杜漸之明制(두점지명제). 두점(杜漸)은 전염되는 것을 막는 것. 명제(明制)는 밝은 제도. 여기서는 음란에 빠지는 것을 예방한다는 말.

주33. ~ 저지르고 말았다.

《左傳》莊公三十二年.

주34. ~ 재난을 겪었다.

《左傳》桓公一年.

주35. ~ 후회한 바 있다.

그 하인은 훗날 제(齊)의 양왕(襄王)이 됨. 《史記》田敬仲完世家.

주36. ~ 절연하고 말았다.

《漢書》司馬相如傳.

주37. 별이 ~ 돌아오기도

承星火擧(승성화거). 승(承)은 잇다, 밧들다의 뜻. 승성(承星)은 별을 머리 위에 얹는다는 뜻. 별이 총총한 새벽길을 말함. 화거(火擧)는 불은 밝혀 켜든다는 것. 그러므로 승성화거는 새벽별이 총총한 때 나갔다가 어두워 횃불을 들고 돌아온다는 말이 된다.

주38. 식자들의 ~ 한다.

원문은 「可憎可惡」. 밉살스럽다는 표현.

주39. 나는 ~ 질색이다.

率任(솔임). 원래의 뜻은 스스로에 맡겨서 자유롭게 행동하게 하는 것.

주40. 제야의 북소리

臘鼓(납고). 여기서 납(臘)이란 섣달 그믐에 백신에게 제사하는 것(《禮記》月令). 그날 북을 두드린다.

주41. 방으로 ~ 한다.

《禮記》曲禮.

주42. 주관.

원문은 「골경(骨骾)」. 골경은 骨鯁과 같은 것인데, 정직하게 군주의 결점을 직간(直諫)하는 것, 또는 그 사람(韓愈 爭臣論).

주43. 쥐를 보아도 ~ 무얼 하겠는가!

《詩經》相鼠.

주44. 형식따위는 ~ 좋다.

원문은 「形器可忘」. 여기서 형기(形器)는 일정한 형식. 가망(可忘)은 잊어도 좋다는 것.

주45. 정다운 ~만다.

원문은 「甘而敗焉」. 마음이 달라도 실패.

주46. 밀회하는 여인이 있다.

원문은 「奔隨之女」. 바쁘게 남자를 따라간다는 말(《詩經》 桑中).

주47. 柳下惠(유하혜).

노(魯)나라 현인. 여인과 함께 잠을 잤지만, 범하지 않았다고 한다.

주48. 모독.

원문은 「비독(鄙黷)」. 두 자는 모두가 더럽다는 뜻. 즉 업신여긴다는 말.

주49. 매질

楚撻(초달). 채찍질을 하는 것(《後漢書》曹世叔妻傳).

주50. 시집보내는 ~ 연주하지 않았다.

《禮記》曾子問.

주51. 신부를 ~ 않았다.

《禮記》郊特牲.

주52. 식자.

清談(청담). 여기서는 식자.

주53. 벼락출세

翻飛拔萃(번비발췌).

번비(翻飛)는 갑자기 날아오는 것. 발췌(拔萃)는 남보다 뛰어난 것. 그러므로 벼락출세.

주54. 호리병과 ~ 비어 있다.

《三國志》張裔傳.

주55. 명덕을 ~ 재주없는 자식

제홍(帝鴻) 이후의 옛 제왕들은 각기 불초한 아들이 있었다. 이를 형용한 것.

주56. 소아, 대아, 송.

시경(詩經)의 분류.

권 26
(譏惑)
기혹

    기혹(譏惑)이란 세상의 미혹함을 비방한다는 말이다. 미혹(迷惑)은 마음이 흐려서 무엇에 흔들리는 것, 또는 정신이 헛갈려 헤맨다는 뜻으로 이해되고 있다.
    한비자는 정신이 헛갈려 길을 잃었다(迷惑失道《韓非子說林》) 하고, 순자는 백성이 마음이 흐려서 환란에 빠지고 말았다(民迷惑而陷禍患《荀子》大略)고 말했다. 여기서 말하는 미혹이란 이와 같은 것이다.
    무릇 사람이 일을 그르치는 데는 무지(無知)이거나, 무시(無視)에서 비롯된다. 즉 행할 태도를 애당초부터 모르고 있거나, 조금은 알고 있었지만 중시하지 않았다는 말이다.
    포박자는 무지한 백성을 위하여 성인(聖人)이 나타나 생활방법을 가르쳤으나, 그것을 무시한 자는 재난을 당하고 말았다는 것이다.
    이것이 곧 포박자가 비방하는 미혹(迷惑)이다. 사람이 동물과 다른 것은 영리함이나 신비에 있는 것이 결코 아니며, 자기를 중시하는 만큼 남도 그만큼 존대한다는 예의 근본 정신에서 비롯된다.

그러므로 예를 지키는 자는 남으로부터 존경을 받으며, 예를 존중하는 사회는 어질고 평안하다. 예를 무시하고 마음대로 정사를 피는 자는 모두가 망하고 말았다 함은 역사가 말해 주는 불변의 진리였다.

예를 아는 자는 남을 존경할 줄 알기 때문에 집안의 전통을 이해할 수 있고, 다른 나라의 풍속을 존중할 줄 아는 것이다. 그리하여 포박자도 예는 자기를 지키는 데에 근본적인 생명이 있다는 암시를 주고 있다.

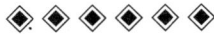

포박자가 말했다.

혼돈(混沌) 속에 있는 맑은 부분은 위로 올라가서 하늘(天)이 되고 혼탁한 부분은 아래로 잠겨서 땅(地)이 되며, 여기서 만물(萬物)이 생겨났다.

새(鳥) 중에는 사람에게 대답할 수 있는 것도 있으며, 짐승 중에도 사람의 말을 이해하는 것이 있다. 성성이는 과거의 일을 알고 있으며, 어치(또는 언치새)는 미래를 알 수 있다.[1] 제비는 천기를 미리 알며, 뱀과 개미는 홍수(洪水)를 미연에 알고 피한다. 그 적중률을 따지자면 거북점(龜卜)이나 시초점(筮符)이 따르지 못하며, 감공(甘公)이나 석신(石申)[2]이라 할지라도 이에 미치지 못한다. 이처럼 영리한 새나 짐승이지만 예의(禮義)가 없기 때문에 인간과 같은 무리가 될 수 없다.

그러나 태고 시대의 사람들은 신분의 차이가 없었다. 성인(聖人)은 사람들이 한데 어울려 살고 있는 모습이 너무도 지저분했기 때문에 이를 매우 안스러워했을 뿐만 아니라 나무 위나 땅 속에 지은 집들도 비루하여 가련한 생각이 들었다.
　그리하여 건물을 세워서 날짐승이나 길짐승의 무리와는 다른 생활을 가르치고, 예의를 마련하여 신분에 의한 차이를 두고, 진퇴(進退)의 몸가짐, 걸음걸이, 오르고 내리는 방법, 시선을 짓는 법, 손님을 맞이하는 태도 등 무려 3천여에 미친다. 예의(禮儀)야말로 욕망의 범람(氾濫)을 규제하는 제방(提防)이며, 윤리 중에서도 가장 중요한 것이리라.
　그러므로 예기(《禮紀》曲禮)의 첫 장에도
「위엄이 있기를 생각하는 것처럼 하라.」
는 귀절이 있고, 서경(《書經》洪範)에도 다섯 가지 일[3]의 첫째로 용모를 단정히 하는 것을 말하고 있다.
　또 공자(孔子)는 「문을 나설 때는 높은 사람을 만나듯이 신중히 하라」[4]고 하였고, 「소인은 한거(閑居)하면 좋지 못한 일을 하므로 혼자 있을 때는 마음을 다잡아라」[5]고 훈계하고 있다.
　안연(顏淵)은 목욕탕에 들어갈 때라 하더라도 그 당당한 예의를 잃지 않았다. 자로(子路)는 참형(斬刑)을 당할 때도 관의 끈을 단정히 메었다.[6] 공손한 태도가 조금이라도 느슨해지면 곧 방종한 기분이 드는 것이다. 군주를 편안하게 하고 백성을 다스리기 위해서는 예의 없이는 불가능한 것이다.
　대체로 사람과 예의와의 관계는 마치 물고기와 물의 관계와 같다. 물고기가 물을 떠난다면 잠시 동안은 숨을 쉴 수가 있겠지만, 곧 말라서 썩어버리고 만다. 마찬가지로 사람도 예의를 버리면 당장은 무안하기만 할 뿐이지만 이것이 곧 멸망의 시초가 된다.

노(魯)는 언제나 주(周)의 예(禮)를 지켰기 때문에 한(漢)의 군사라 할지라도 어찌하지 못했다.[7] 위(魏)의 문공(文公)이 은자인 단간목(段干木)이 사는 마을 입구에서 절을 했기 때문에 강적(強敵)인 진(秦)의 군사도 물러가고 말았다.[8] 초(楚)는 백만이나 되는 갑사(甲士)를 가지고 있었으면서 마른 나무가 부서지듯이 무너져버렸고, 진(秦)은 효관(殽關)과 함곡관(函谷關) 등 유리한 지리적 조건에도 불구하고 버드나무 가지가 꺾이는 것보다도 더 쉽게 패하고 말았다. 이 어찌 예(禮)를 버리고 나라의 근본을 없앴기 때문이 아니겠는가! 하물며 안일한 생각으로 욕정에 따라 행동하였으니, 멸망은 필연적이 아닐 수 없다.

어지러운 세상이 오랫동안 계속되다 보면 풍속은 퇴폐하고 교화(敎化)는 자연히 막히고 만다. 욕망을 억제하는 도의(道儀)는 사라지고, 대신 예의에 어긋나는 행동이 풍속이 되고 말았다.

요즈음 백성들은 정치가 퇴폐하고 도덕이 문란해진 후에 태어났다. 정치가 무엇이며 도덕이 어떠한 것인지도 모르는 속에서 그들은 마치 그물 속의 물고기가 그물코를 빠져 달아나고 우리 속에 갇힌 짐승이 우리를 박차고 뛰어나가는 것과도 같이 마음대로 설치고 다닌다.

오(吳)나라가 멸망한 이래 풍속은 몇 번이고 변했다. 관(冠)과 신발, 의복, 소매와 소매자락 등의 재단 방법은 날이 가고 달이 갈수록 달라지고, 일정하지 않다. 소맷자락이 길어졌는가 하면 짧아지고, 소맷부리가 넓은 것이 유행이라고 하면 금방 좁은 것이 유행한다. 관이 높아졌는가 하면 어느 사이에 낮아지고, 천의 올이 굵기도 하고 가늘기도 한다. 장식품도 잘 바뀌지만 모두가 같은 것을 붙이려고 한다. 호사가(好事家)들은 아침 저녁으로 남의 흉내를 내고 있다.

한대(漢代)의 속담에 이른바

「수도에서 큰 눈썹을 중히 여기면 먼 지방에서도 눈썹이 이마의 반을 차지한다.」

라는 말이 있다.

나는 실로 평범한 사람으로서, 세상의 풍속을 따르는 일에는 서툴다. 복식(服飾) 같은 것도 바꿔봐야 본래보다 나을 것이 없다. 그러므로 바꾸지 않는다고 해도 손해가 없기 때문에 나는 아직 바꾼 일이 없다. 이러한 내 꼴을 남들이 손가락질하면서 비웃어대지만, 별로 변명할 생각이 없다. 구태여 세상에 대하여 잘못된 일이라고 말할 것까지야 없는 일이 아닌가. 그렇다고 그것이 급한 일도 못 되는 것이기 때문이다.

진(晉)나라의 여러 가지 문물(文物) 가운데는 우리 오(吳)나라의 그것보다 우수한 것이 많다. 그러나 또한 그렇지 못한 것도 있을 것이다.

「군자(君子)는 예를 행하고 풍속을 바꾸는 일은 요구하지 않는다.」[9]고 한다. 그 뜻하는 바는 본국을 떠나 다른 나라에 가는 경우라 할지라도 고향의 관습을 바꾸지는 않는다는 것이다. 하물며 부모님의 고향에 있으면서 어찌 옛 관습을 버리고 구태여 다른 것을 배우려 하겠는가!

오(吳)나라의 뛰어난 서예가(書藝家)로 황상(皇象), 유찬(劉纂), 잠백연(岑伯然), 주계평(朱季平) 등이 있다. 이들은 모두 일대의 명인(名人)으로서 중원(中原)의 종요(鍾繇), 호소(胡昭), 장지(張芝), 색정(索靖) 등이 있는 것과 같다. 황상 등은 각각 일국의 묘수(妙手)이지만, 아울러 고서체(古書體)까지 사용할 수 있어, 서법을 두루 갖추고 있다. 내가 생각하기로는, 이미 완숙한 단계로 습득한 서법을 버리고 다시 고생하면서 중원의 서법을 배운다 해도 무용한 것이 될 것이다.

더욱 심한 것은 오(吳)의 발음을 버리고 북방의 언어를 흉내내려는 자도 있다. 이미 흉내를 잘 낼 수도 없을 뿐만 아니라 수치스럽고 우스꽝스럽게 되고 말았다. 수능(壽陵)의 여자(余子)가 한단[10] 지방의 걸음걸이를 배우려고 나갔다가 채알기도 전에 원래의 걸음걸이마져 잊어버리고 기어서 돌아왔다[11]는 우스운 얘기와 비슷하다.

그러나 그런 얘기는 그래도 나은 편이다. 가장 심한 것은 부모의 상(喪)을 당한 자가 북방의 곡하는 소리를 흉내내는 일이다. 그렇게 되면 오히려 부모를 그리는 마음은 홀연히 달아나고 만다.

옛날 초(楚)의 종의(鍾儀)는 진(晋)의 포로가 되었음에도 불구하고 초나라의 음악을 연주했고,[12] 월(越)의 장석(莊舃)은 초(楚)에 살게 된 후에도 고향의 음악을 잊은 일이 없다.[13] 옛 사람은 이것을 옳은 일이라 했다.

공자(孔子)는 「부모를 여윈 자는 어린아이가 어머니를 잃은 것과 같다. 우는 데 규정이 있는 것은 아니다」[14] 하였고, 「상례(喪禮)는 슬픔이 남고 예가 부족한 편이 예가 남고 슬픔이 모자란 것보다 낫다」[15] 고도 말했다.

곡(哭)을 하는 것은 슬픈 마음의 자연적인 표현이다. 잘하고 못하는 것이 어디 있겠는가? 그러므로 곡을 할 때 목소리를 꾸미는 것은 통절(痛切)한 슬픔의 표현이라는 의미를 이미 상실한 것이다.

또 듣건대, 귀인(貴人)은 상(喪)을 당했을 때 혹 병이 나면 오석산(五石散)[16]을 복용한다고 한다. 이것을 복용할 때는 하루에도 몇 차례씩 식사를 하며, 약의 힘이 몸 안에 순환되도록 해야 하며, 동시에 술을 마심으로써 생명에 도움이 된다. 병이 위독하면 찬바람에 견디지 못하므로 휘장을 치고 이불을 덮어주고 편안하게 해준다.

귀인이 이러함으로, 보잘 것 없는 사람이라도 돈이 많은 자는 비록 상중(喪中)이라 할지라도 상주가 앉아 있어야 될 자리에[17] 있지 않고, 언제나 별실에서 높은 침대에 이불을 포개고 비린내나는 음식을 먹으며 술을 마신다. 때로는 은밀히 손님을 불러들여서 그와 대작하며, 주사위를 돌리며 곤드레만드레하게 취한다. 그리고 "이것이 도시풍이다"라고 말한다. 애석한 일이 아닐 수 없다.

나의 고향에 지금은 이미 고인이 되셨지만 덕이 높은 선비가 살았다. 상을 당했을 때 그는 노쇠하여 거동이 불편한 몸으로 예법상 상복만 입고 다른 절차를 생략해도 좋으련만 애도(哀悼)를 다하고 죽을 먹으면서 비린내나는 음식은 일체 들지 않았다. 당시의 사람들은 아무리 어리석은 사람이라 할지라도 이렇게 복을 받으려고 노력하지 않는 사람이 없었다. 그럼에도 불구하고 요즈음 사람은 태도가 전연 다르다. 참으로 이렇게 큰 차이가 있을 수 있는 것인가?

　세상 사람은 잘 알지도 못하면서 진(晉)나라 사람은 상을 입었을 때 매우 사치스러운 생활을 하는 자가 많다고 한다. 이것은 매우 잘못된 말이다. 내가 들은 바로는 진(晉)의 선제(宣帝 －司馬懿), 경제(景帝－司馬師), 문제(文帝－司馬昭), 무제(武帝)등 네 분은 부모의 상을 당한 동안 규정 이상으로 엄격했기 때문에 몸이 수척해졌다고 한다. 그리고 3년간의 상(喪)을 입는 기간도 왕숙(王肅)의 25개월의 제도를 채용하지 않고 모두 정현(鄭玄)의 27개월 상을 입도록 했다.[18] 당시의 천하 모든 사람은 모두 네 분의 상례를 본받아 엄격히 행하였다. 세상 사람은 이러한 사실도 모르면서 어찌하여 위대한 사람을 왜곡하는가? 이것도 하나의 미혹(迷惑)이라 할 것이다.

■ 譯註

　주1. ～ 미래를 알 수 있다.
《淮南子》氾論訓.
　주2. 甘公, 石申
감공과 석신은 옛날 점성술(占星術)의 대가.
　주3. 다섯 가지 일.
원문은 「오사(五事)」. 군주의 모(貌), 언(言), 시(視), 청

(聽), 사(思)가 천후에 영향을 미친다는 교훈.

주4. 문을 나설 때는 ~ 신중히 하라.

《論語》顏淵.

주5. 소인은 한거하면 ~ 마음을 다잡아라.

《大學》

주6. ~ 단정히 메었다.

자로는 공자의 제자. 위(衛)의 공회(孔悝)를 모시면서 주군의 위급함을 구하려 하다가 관끈이 칼날에 끊어졌지만, 군주는 죽을 때라도 관이 없으면 안 된다 하고 관끈을 바로 했다.

주7. ~ 어찌하지 못했다.

《史記》項羽本紀.

주8. 위의 문공이 ~ 물러가고 말았다.

《呂氏春秋》期覽.

주9. 군자는 ~ 요구하지 않는다.

《禮記》曲禮.

주10. 한단.

조(趙)나라 수도. 유행이 빠른 고장.

주11. 수능의 여자가 ~ 기어서 돌아왔다.

《莊子》秋水.

주12. 초의 종의는 ~ 음악을 연주했고

《左傳》成公九年.

주13. 월의 장석은 ~ 잊은 일이 없다.

《史記》張儀傳.

주14. 부모를 여읜 자는 ~ 있는 것은 아니다.

《禮記》雜記下.

주15. 상례는 ~ 모자란 것보다 낫다.

《禮記》檀弓上.

주16. 五石散(오석산).

일종의 마약(麻藥)으로 진대(晋代)에 유행했다.

주17. 상주가 ~ 자리에

장례식 때까지는 집 밖에 막사를 짓고 흙벼개를 베고 잔다.

주18. ~ 입도록 했다.

부모의 상(喪)은 3년이라 하는데, 그 실제의 달 수에 대해서는 위(魏)나라의 왕숙(王肅)의 설과 후한(後漢)의 정현(鄭玄)의 두 가지 주장이 있다.

권 27
(刺驕)
자교

자교(刺驕)란 교만함을 비평한다는 말이다.
교만한 행위에는 여러 가지 양상이 예상될 수 있는데, 대체로 두 가지로 분류해 볼 수 있다.
그 하나는 능력이나 자신이 있다는 생각에서 나타나는 것이고, 그 둘째는 능력이나 기량과는 상관없이 방자한 생각에서 비롯되는 경우이다.
대개 교만은 자기를 받들어 주는 사람들이 있기 때문에 생기는 심리 현상(心理現象)이다. 아무도 칭찬해 주는 자가 없다면 교만해지기는 어려울 것이기 때문이다.
포박자는 대대로 교관으로 지내온 집 자녀들은 교만하다고 했다. 그러나 그들은 자신과 능력을 자찬하다가 범하는 교만 자체를 의식하지 못하는 교만인 것이다. 또 하나는 남의 밑에서 아첨하던 자가 기회를 얻어 출세를 했을 때의 교만을 말하고 있다. 포박자는 전자의 경우는 이해하면서 애석해 하지만, 후자의 예는 신랄하게 비판하고 있다.

아무런 재능이나 기량도 없는 자가 자기도 그런 사람인 양 착각하고 그들의 장점을 취하지 않고 교만한 것만 본따르려 한다. 그러므로 그들은 비록 주위의 추종자들에게 아첨하는 소리를 들으면 정말로 자신이 위대한 사람인 양 떠벌여댄다. 다시 말하면, 분수를 모르는 것이다. 포박자는 바로 이러한 분수를 모르는 교만을 더욱 싫어했던 것이다.

교만한 자는 남의 존경을 받을 수 없으며, 자기를 떠나 가는 사람이 많다. 이는 위험이 다가올 징조이다.

그러므로 교만한 자가 많으면 세상은 망하기 마련이다. 역사가 말해주는 사실이다. 이것은 근본적으로 예를 무시하기 때문에 생기는 병폐라고 포박자는 한탄하였다.

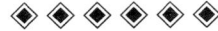

포박가 말했다.

대대로 내려오는 귀족의 집안에서 태어나서 지금도 막강한 세력가의 자제로 살고 있으면 본래는 교만해지려는 생각이 없었다 해도 어느 사이 교만해지기 마련이다. 남보다 뛰어난 기량(器量)이 없고는 과도한 자기 만족이란 결점[1]에서 벗어나기 힘들기 때문이다.

대개 겸손하고 허심탄회(虛心坦懷)하면 사모하는 자가 많고, 교만하고 방자하면 떠나가는 자가 많다. 사모하는 자가 많다는 것은 안태(安泰)로운 징후(徵候)가 되며, 떠나는 자가 많은 것은 위험이 다가올 전조(前兆)가 된다. 존망(存亡)의 갈림길도 바로 여기에 있는 것이다. 경박하게 날뛰는 행위가 어찌 어리석다 하지 않겠는가 !

 한편 천한 집안에서 태어나 미미한 신분에서부터 차츰 출세하는 자도 있다. 다만 어깨를 움추리고 발을 모으면서 조심스럽게 옆에서 눈을 아래로 조용히 내려 깔며 무릎을 굽혀 권세가를 받들어 모신다. 그러다가 기회를 포착하게 되면 일약 승진한다. 털이 나고 날개가 자라 지하(地下)에서 밖으로 기어 나오게 되면 곧 고개를 높이 쳐들고 걸어가는 모습은 눈뜨고 보기 어렵다. 스스로 만족하여 다른 사람은 마치 초개처럼 내려다보는 꼴이다.

 어떤 자는 안방으로 식구들을 조용히 불러모으고 떠들썩하게 관현악을 켜면서 후배가 찾아와도 맞아들이지 않는다. 어떤 자는 찾아온 사람 중에서 특정한 자에 한해서 맞아준다. 그것도 마음에 썩 들어서가 아니다. 다만 다른 사람보다도 부지런히 찾아와서 부탁을 하기 때문에 몇 번 만나본 것 뿐이다. 그리고 잇따라 선물을 들고 찾아오므로 덕택에 술이 떨어지지 않는다고 하는 이유뿐이다. 이것은 맹자(孟子)의 이른바

 「좋아하면서도 존경하지 않으면, 이것은 짐승을 기르는 것이다.」[2]

하는 말과 같다.

 그러나 이러한 행위를 하는 자가 매우 많다. 본인은 "이것이 자기를 위대하게 보이는 길이다."고 떠벌여댄다. 그러나 진정으로 위대하게 보이는 것은 역으로 귀한 신분의 몸이면서도 천한 사람에게 겸손하고 자신을 수양하는 데 있는 것으로, 그와 같은 방법을 의미하지 않는다. 이것이야말로 말세(末世)의 폐풍(弊風)이며, 이미 돌이킬 수 없는 악습(惡習)[3]인 것이

′다. 어찌 이를 다스릴 것인가! 참으로 슬픈 일이다.

　한편 위대한 인물은 기량이 크고 속세를 떠난 듯한 풍모가 있으며, 홀로 길을 걸으면서 숙연(蕭然)하다. 몸은 세상의 거친 물결 속에 있어도 정신(精神)은 하늘 저 끝에 맴돈다. 마음속에 도덕(道德)이 가득하고, 외계(外界)의 사물에 대해서는 마음이 가지 않는다. 관(冠)은 꺾여지고, 신발은 달아 떨어지고, 남루한 누더기에 새끼줄로 허리띠를 둘렀지만, 그대로 속인들과 다투어 권력가에게 알랑거리거나 마음에 들도록 보이려고 애쓰고 싶지는 않다. 상림원(上林苑)의 원정(園丁)이 수다를 떠는 것을 흉내내어[4] 봄철의 매미, 여름날의 파리처럼 시끄러운 소리를 내지는 않는다.

　세상은 용모(容貌)로써 사람을 구하고 아름다운 것만을 찾는다. 속인들은 겉으로 보이는 외형(外形)만을 보고 그 정신이 얼마나 심원한가는 살피지 못한다. 외형만이 문제로 하고 그 마음을 생각하지 않는 것이다.

　그러므로 세상에 보기 드문 우수한 재능을 지니고 그 행동 또한 천하의 모범이 되며, 그의 발언(發言)은 고금(古今)의 의혹을 풀어내지만, 그러면서도 그 재능을 감추고 도(道)가 아닌 것을 말하지 않는 그러한 인물이 있다 할지라도 범인들은 그것을 비웃으며 얼간이라고 부른다. 마치 띠(茅)나 쑥의 줄기로는 1만 균(鈞)의 무게가 되는 종을 움직일 수 없고, 난장이는 수 인(仞)의 아름다운 건물을 볼 수 없는 것과 같은 이치이다.

　무릇 바닷가에 사는 사람이 아니라면 진흙 속에 묻힌 조개에서 진주를 발견할 수 없다. 자기가 발견한 옥을 인정해주지 않아서 피눈물을 흘린 사람[5]이 아니면 첩첩 산중에 있는 야광석(夜光石)을 알아보지 못한다. 초명은 모기의 눈썹에 알을 까면서 하늘 가득히 나래를 펼치는 대붕을 비웃는다. 한 치밖에 안 되는 붕어가 소 발자욱에 고인 웅덩이에 살면서도 넓은 바다를 휘젖고 다니는 대어(大魚)를 존경하지 않는다.

그러므로 뜻하는 길이 서로 다르면 이해할 수 없는 것이다. 마음이 맞지 않아서 그럴진대, 별로 이상할 것은 없다. 이치가 이러할진대, 하물며 내가 왜 화를 내면서 말을 해야만 할 것인가? 다만 내가 원하는 것이 있다면, 위정자(爲政者)들이 용모만 보고 사람을 채용하지 말고, 겸손의 미덕을 힘써 길러서 국가의 수명을 영원히 간직했으면 한다.

포박자가 말했다.

세상 사람은 대량(戴良)과 완적(阮籍)[6]이 세상의 예법을 탈피하여 마음대로 행동했다는 얘기만 듣고 그를 큰 인물이라고 말하면서, 자신의 재능이 두 사람에게 미칠 바 못됨을 깨닫지 못하고 덩달아 그를 흉내낸다. 혹자는 머리를 산발하여 동여매거나, 혹은 알몸으로 다리를 걸터 앉거나, 혹은 많은 사람들 앞에서 다리를 씻고, 혹은 사람들 앞에서 소변을 보며, 혹은 손님을 불러놓고도 혼자서만 식사를 하며, 혹은 술을 따르며 돌면서도 친구에게는 따르지 않는다. 이것은 참으로 야만인의 행동이다. 중화의 백성들이 유쾌하게 생각하는 것이 못 된다.

대저 대(戴), 완(阮)은 그만한 재학(才學)을 지니고 있으면서도 그 불우함을 탄하지 않으면 안 되었고, 손해나 이득을 헤아려 본다면 다소 손해가 있다. 만약 그 두 사람이 신중하게 예법을 지키고 겸손하게 사람을 대하며 세상을 위하여 좋은 일을 했다고 하면, 두 사람의 명예는 그 정도로 그치지는 않았을 것이다. 하물며 그에게 훨씬 미치지 못하는 자가 그의 행동을 본뜨려고 하면, 단 하루도 못 가서 재앙을 초래하여 몸이 위태로운 지경에 빠지고 말 것이다.

옛날 서시(西施)[7]가 가슴을 앓아 길가에 쓰러졌었다. 얼굴이나 모습이 요염하리만큼 아름답고 난초(蘭草)나 사향(麝香)의 냄새가 물씬 풍겼다. 보는 사람은 모두가 그 미모(美貌)를 칭찬하며 병이 든 그녀를 안쓰러워했다. 감히 발길을 돌리는 자가 없었다.

이러한 정경을 보고 있던 이웃집의 한 처녀가 그것을 매우 부러워했다. 마침내 그녀는 중병이라도 걸린 듯이 길 한복판에 벌떡 드러누웠다. 용모가 매우 추했을 뿐 아니라 악취까지 풍겨 와서 길 가는 사람들은 모두 얼굴을 돌리고 코를 막으면서 달아나듯 사라져버렸다.

지금 세상사람은 대(戴), 완(阮)과 같은 천성적인 재질도 없으면서 두 사람의 오거(傲倨)한 행동만을 흉내내려 한다. 이것도 앞에서의 한 처녀가 제 분수를 모르고 행동한 것이나 같다.

제왕(帝王)까지도 삼로(三老)나 오경(五更)[8]에게 '자제(子弟)의 예'를 행하게 한 것은 솔선하여 이를 중히 여겼기 때문이다. 시인도

「사람으로서 예의가 없는 자는 왜 일찍 죽지 않는가!」[9]

하면서 격렬하게 비난하고 있다.
 대체로 남을 깔보는 사람은 반드시 부모를 공경하지 않는다. 남에게 존경을 받으려고 생각하면 먼저 남을 존경하려고 해야 한다. 착한 일을 하지 않으면 나쁜 사람이 되고, 대인(大人)을 섬기지 않으면 소인(小人)이 된다.
 주(紂)는 도의를 모르는 행위를 했기 때문에 독부(獨夫)[10]라고 불리었다. 공자(孔子)는 일개 배신(陪臣)에 불과했지만, 왕자와 버금하는 덕(德)이 있었기 때문에 소왕(素王―관이없는 왕)이라고 불렸다.
 이렇게 본다면 군자(君子)라는 이름은 부귀(富貴)에 달려 있는 것이 아니다. 지금 예의에 어긋난 행위를 한 자에게 왜 빨리 죽지 않는가 하는 풍자(風刺)를 듣기 싫어한다. 이것은 마치 돼지를 등에 지고 가면서 남들이 냄새가 난다고 하는 말을 듣기 싫어하고, 진흙 속에 빠진 것을 남들이 더럽다고 하는 말에 화를 내는 것과도 같은 것이다.
 옛날 신유(辛有)[11]는 머리를 풀어 헤치고 제사를 지내는 자를 보고 중국이 쇠퇴하고 만족이 번성하게 될 것을 예지(豫知)했다.[12] 나는 진(晋)나라 회제(懷帝)와 민제(愍帝) 때에 세상의 풍속이 교만하고 음탕한 방향으로 기울어져 마치 스스로 자신이 야만인인 것처럼 행동하는 것을 보아 왔다. 그 후 북쪽의 만족이 중원(中原)을 어지럽히고 장안(長安)에까지 침범한 사태에 이르고 말았다(316년). 여기에 이르고서야 깨달았다. 저 교만하고 음란한 풍속이야말로 전란(戰亂)을 예고한 요괴(妖怪)라고.
 지금 세상은 평화로워져서 부흥(復興)할 징조가 보인다. 어찌하여 이러한 시기에 과거의 실책을 고치고 많은 선비가 운집하는 좋은 시대를 건설하려 하지 않는가?

　범과 이리떼들이 몰려 온 다음에야 맹분(孟賁)과 하육(夏育)[13]의 용기를 알 수 있고, 예의가 땅에 떨어진 세상이 되어야 비로소 마음이 곧은 사람의 불변의 태도를 알 수가 있다. 세상의 도덕(道德)이 쇠퇴하고 그대로 타락(墮落)의 물결 속에 흘러가는 것은 현인과 유생들이 모두 애석해 하는 바이다. 모두가 가슴을 두드리며 탄식하는 마음으로 이를 교정하지 않으면 안 된다. 만약 힘이 모자란다면 어쩔 수 없는 일이긴 하지만 그래도 죽백(竹栢)처럼 절조를 지키고, 엄동설한 속에서 여전히 녹색(綠色)으로 있어 변하지 않는 것처럼 해야만 할 것이다. 그렇거든, 하물며 간단히 무너져서 하찮은 무리들과 다투어 가며 그와 같은 무리들에게 아첨이나 떨다니, 그야말로 개탄할 일이다.

　그 중에는 의연(毅然)히 정의(正義)를 수호하며, 단호한 태도를 바꾸지 않고, 쑥 열매같이 굴러다니는 가벼운 무리들을 쫓아버리며, 고른 음색(音色)을 고쳐서 유행하는 선율에 맞추려하지 않는 사람도 있다. 미워하면서 그의 옳바름을 인정한다는 것은 범인으로서는 어려운 일이다. 자기와 같지 않는 자는 무조건 적으로 추정해 버린다. 아, 말세의 폐풍(弊風)은 이런 것이련가!

　만약 군자가 강직(剛直)하고 방정(方正)한 태도로 세속의 무리들과 어울리지 않고 청결한 생활을 고집하며, 탁류에 휩쓸리지 않고 빽빽한 나무들 속에서 곧은 화살처럼 살아갈 수만 있다면 세상에 함께 어울리지 못하고 부귀(富貴)를 누릴 수 없는 정도의 손해밖에는 없을 것이다.

　비록 그렇다 할지라도 천작(天爵)[14]이 내 몸에 존재하는 이상 고립(孤立)하여 출세를 못하는 한이 있어도 괴로워할 것이 무엇이며, 원망할 건 또 무엇인가! 그렇지 않고 안이하게 자신의 본질을 굽혀서 대중과 영합(迎合)하여[15] 남들이 취하면 자기도 취하고, 남들이 더러워지면 자기도 진흙 속에 손을 넣으며, 신발이 맞지 않는다 하여 자기 발을 깎아 맞추고, 자기의 모난 구석을 깎아서 둥근 원형으로 모양을 바꾸는 것은 아무래도 지나치지 않겠는가!

　무릇 절조가 있는 선비는 남으로부터 존경을 받지 못한다 할지라도 그의 뜻은 굽히지 않는다. 남이 자기를 미워하지 않도록 할 수는 없다 해도 도의를 지키는 행위는 결코 굴복하지 않는다. 남이 자기를 욕하지 않도록 할 수는 없어도 명예는 자기 속에 있다. 남이 자기를 배척하지 않도록 할 수는 없어도 그 절조는 변하지 않는다.

　그러므로 굳은 각오가 서 있으면 아무리 방해를 한다 해도 마음은 움직이지 않는다. 천명(天命)을 즐기고 있으므로 걱정 같은 것은 없다. 가난하면 할수록 더욱 견고해지고, 곤궁한 처지에 놓인다 해도 후회하지 않는다.[16]

　참으로 그와 같은 마음을 가지고 있는 사람이 어찌 풀잎처럼 쓰러지고 부평초(浮萍草)처럼 떠다니면서 세상에서 자기를 받아주기를 바랄 것이며, 더욱이 예의에 어긋난 무리들의 행동을 흉내내려고 할 것인가!

포박자가 말했다.

들건대 후한(後漢) 말에 무례한 사람들끼리 서로 품평(品評)하여 순번을 정했다. 즉 오만하고 상식을 벗어난 자를 도괴(都魁-총수령), 웅(雄), 백(伯)[17] 사통(四通), 팔달(八達)[18] 등으로 불렀다. 어느 것이나 예교(禮敎)에 어긋나고, 제멋대로 못된 짓을 하고, 성실한 사람은 욕하며, 반대파를 욕하는 등 말하는 것마다 추하고 더러운 것뿐만 아니라 그 행동도 옳지 못한 것뿐이다. 모든 언동이 말하기조차 민망할 정도였다.

대체로 옛 사람이 통(通)이나 달(達)이라고 말한 것은 도덕에 통하고 인의(仁義)에 달했다는 뜻이었다. 외설(猥褻)에 통한다거나 음란에 달하였다는 뜻은 결코 아니었다. 그럼에도 불구하고 이처럼 사용한 것은 도척이 도둑에게도 성인(聖人)과 같은 다섯 가지 도(道)가 있다고[19]고 과장한 것과 비슷한 것이다. 이러한 악풍(惡風)이 세상의 인심을 파괴한 정도는 도척의 내습보다도 심하였다. 도둑의 피해는 일시적이지만, 풍속에 의한 파괴는 한 번으로 끝나지 않기 때문이다.

만약 귀족의 자제들이나 관직에 있는 선비가 예법을 돌아보지 않고[20] 모두가 머리를 수건으로 말아올리거나 알몸으로 앉아서 손님을 맞이한다고 하면, 조정(朝庭)을 욕되게 할 뿐만 아니라 일반 민중에게까지 전염될 것이다. 늦게 태어난 후배들은 선배들이 이미 고관(高官)을 역임하거나 널리 허명(虛名)을 얻은 것을 보고 역시 그렇게 하려고 한다. 그러므로 범인들은 곧 당세에서 입신출세하려고 하면 그와 같은 처세를 본받아야 할 것이라고 생각한다.

대체로 예법을 지킨다고 하는 것은 고통스럽고 곤란한 것이다. 더구나 예법을 지키다 보면 본인은 빈천(貧賤)하기 마련이다. 자기가 하고 싶은 대로 하는 것이 즐겁고 쉬우며, 출세도 빨리 할 수 있다.[21] 그러므로 세속의 사람들은 모두가 전자를 버리고 후자를 택한다.

세상에는 젊은 때는 청렴한 절조(節操)도 없었고 나이 들면서 관작(官爵)을 사서 부귀를 누리게 되는 자도 있다. 혹은 자가 선전(自家宣傳)[22]에 능한 데다가 그를 끌어줄 패거리가 있었을지도 모른다. 어떤 젊은이는 문득 이러한 것을 예로 들면서 다음과 같이 말한다.

"저 사람들은 하고 싶은 대로 행하고 있지만 그것이 출세하는 데 지장은 없습니다. 그러나 이 분들은 몸을 삼가하고 도(道)를 지키고 있으면서 가난을 벗어나지 못하고 있습니다."고

이 젊은이는 출세한 사람이 행운을 붙잡고, 빈궁한 사람은 불운했을 뿐이며, 출세하고 못하고는 행위에 의한 것이 아니라는 것을 알지 못한다.

그러나 소위 사통(四通) 팔달(八達)이라는 것은 추종자를 끌어주고, 그러기 위해서 신발을 신거나 허리띠를 맬 틈도 없이 손을 잡아 집으로 들어가서 소매를 끌면서 방 안으로 들어가 앉는다. 바깥에서 만나면 무릎이 닿을 만큼 다가온다. 만나고 싶다고 말하면 곧 맞아들이고, 바치는 물건이 남보다 많으면 부탁하는 일은 반드시 들어준다. 원하는 것이면 무엇이나 해준다. 찾아와 상의하면 관대하게 보아주고, 걱정거리가 있으면 구제해 준다. 어떤 사람은 추천하면 당나귀 같은 사람이라도 명마(名馬)만큼 평가해 주고, 또 어떤 사람을 중상할

때면 효기(孝己)[23] 같은 인물이라 할지라도 상신(商臣)[24] 같은 악인으로 몰아부친다.

그러므로 소인(小人)이 그들(통인, 달인)에게 찾아오는 것은 마치 만 인(仞)의 물이 담겨 있는 높은 제방을 한꺼번에 쏟아버리고 운몽(雲夢)의 마른 풀에 불을 붙이는 것과도 같다. 설령 그들에게 몸을 삼가하여 고상하게 거동하고, 뒷사람에게 모범이 되라고 말한들 아무 소용이 없다. 얼음을 구워서 말리고, 재(灰)를 쌓아서 불을 일으키는 것과 같은 것이다.

■ 譯註

주1. 과도한 ~ 결점

원문은 「盈溢之過」. 차고 넘치는 과실이란 뜻이다.

주2. 좋아하면서도 ~ 것이다.

《孟子》盡心上.

주3. 이미 돌이킬 수 없는 악습

膏肓之癈疾(고황지폐질). 고황(膏肓)은 불치의 병, 폐질(癈疾)은 고질병. 그러므로 고칠 수 없는 질병을 말한다.

주4. 상림원의 ~ 흉내내어.

한(漢)의 문제(文帝)가 동물원에 행차하여 새와 짐승의 수를 물었을 때, 대신은 대답하지 않고 일개 정원인 일군이 대답했다. 문제는 이에 마음이 들어서 그를 발탁하려 했으나 장석지(張釋之)가 간하여 그만두었다(《史記》張釋之).

주5. 피눈물을 흘린 사람

변화(卞和)의 고사.

주6. 대량, 완적

진(晋)나라 사람. 죽림칠현(竹林七賢)의 한 사람.

주7. 서시

오(吳)의 미인.

주8. 삼로(三老), 오경(五更)

이들은 모두 국가에 공로가 있는 자들로서, 제왕의 고문(顧問)은 맡은 노인들.

주9. 사람으로서 ~ 죽지 않는가!

《詩經》相鼠.

주10. 독부(獨夫).

필부(匹夫). 사회적 신분이 낮은 천민이란 뜻(《書經》泰誓).

주11. 辛有(신유).

주(周)나라 현인의 한 사람.

주12. ~ 예지했다.

《左傳》僖公三十二年.

주13. 맹분(孟賁), 하육(夏育)

두 사람 모두 옛날의 용자(勇者).

주14. 천작(天爵)

하늘로부터 받은 작위. 양심의 만족. 인작(人爵)에 대칭한 맹자의 말.

주15. 대중과 영합하여.

원문은 「瓦合餔糟」. 보조(餔糟)는 술지개미를 먹는다는 말. 즉, 가리지 않고 무엇이든 할 수 있다는 뜻. 와합(瓦合)은 서로 어울리는 것. 그러므로 대중과 함께 무엇이든 행한다는 말.

주16. 곤궁한 ~ 후회하지 않는다.

원문은 「窮否而不悔」. 궁부(窮否)는 막히고 트이는 것. 즉 생활의 안락과 곤궁.

주17. 백(伯)

백(伯)은 우두머리. 진(晋)나라 시대에 원방(院放) 등이 기인(奇人)을 팔백(八伯)이라고 불렀다.

주18. 사통(四通), 팔달(八達).

진(晋)나라 시대에 최고의 엉터리를 통인(通人), 그 다음을 달인(達人)이라고 불렀다(《世說新語》 任證篇注).

주19. 다섯 가지 도가 있다고

남의 집에 물건이 많은가 적은가를 꿰뚫어볼 수 있는 것을 성(聖), 제일 먼저 침입하는 것을 용(勇), 맨 나중에 달아나는 것을 의(義). 들어가도 좋은가 어떤가를 아는 것이 지(智), 훔친 물건을 공평하게 나눠 갖는 것이 인(仁). (《莊子》 도척).

주20. 예법을 ~ 않고.

원문은 「不惜典刑」. 여기서 전형(典刑)은 옛부터 내려온 규칙(《詩經》 大雅蕩). 불석(不惜)은 안쓰러워하지 않는 것. 즉, 이 말은 옛부터 내려온 규칙에 어긋나도 조금도 안쓰럽지 않다는 말이다.

주21. ~ 빨리 할 수 있다.

빨리 이룰 수 있다. 즉, 출세를 빨리 할 수 있는 것.
주22. 자가 선전.
원문은 「自飾」. 스스로를 좋게 꾸미는 행동.
주23. 孝己(효기).
옛날의 효자.
주24. 商臣(상신).
초(楚)나라의 왕자. 부왕을 살해했다.

권 28
(百里)
백리

　백리(百里)는 현령(縣令)을 뜻하는 말이다. 즉, 현령은 백리(百里) 사방을 다스리는 지방 장관이기 때문이다.
　현령 제도(縣令制度)의 기원에 대해서는 여러 가지 학설이 있어서 무엇이라 단언할 수 없는 실정이다. 다만 문헌상으로 제일 먼저 나타나 있는 것은 주서(周書)이다. 즉, 주서작낙편(周書作雒篇)에「천리는 백 현(縣), 현에는 사 군(郡)이 있다.」하며, 석문(釋文)에는「주제(周制)는 천자의 땅은 사방 천 리이며, 나누어서 백 현으로 하고, 현에 사 군을 두었다.」고 한다. 이것으로 본다면 현(縣)은 군(郡)보다 상위 관청임을 알 수가 있다. 포박자도 그렇게 본 것 같다.
　어쨌든 현은 군(郡)이나 주(州)가 일선 행정을 맡는 데 대하여 현령(縣令)은 중앙 정부와의 관계에서 가장 중요한 위치에 있으며, 세금을 징수하며 군주(郡州)를 감독하고 있었다는 것은 확실하다. 때문에 현령(縣令)을 지낸 이는 곧바로 조정의 대신으로 발탁되기 마련이고, 실제 그렇게 되었다.

그러나 현령을 발탁하는 일이 그처럼 중요한 자리이지만, 그 인사(人事)에 있어서는 정실(情實)이 많았다. 본 편은 이러한 사실을 지적하여 힐난(詰難)하고 있는 것이다.

정실 인사(情實人事)로 임관한 현령이 모두가 능력이 없다고는 할 수 없다 해도 대다수가 엉터리라는 것이다. 따라서 나라의 정사에 미치는 영향은 심각하다는 평이 그것이다.

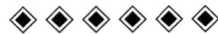

포박자가 말했다.

삼공(三公)과¹⁾과 구경(九卿)²⁾은 조정에 앉아서 대도(大道)를 논한다. 주목(州牧)³⁾과 군수(郡守)는 일선에서 지방 정치의 대강(大綱)을 장악한다. 관직은 높을수록 편해진다.

그와는 달리 가장 번잡한 업무는 백 리 사방을 다스리는 현령(縣令)⁴⁾일 것이다. 모든 부역(賦役)은 현령의 손을 통하여 실시되고, 정부의 징세(徵稅)도 모두가 현령에게 요구하게 된다. 주목(州牧)이나 군수(郡守)가 우수한 인물이라 해도 현령이 무능하다면 나라의 정치는 그 실효(實效)를 거둘 수 없으며, 천자(天子)의 정사에도 흠결이 생긴다.⁵⁾ 그 손실(損失)은 결코 한 현(縣)만에 그치는 것이 아니었다.

현령(縣令)이야말로 뛰어난 인재로 선발해야만 한다. 내각(內閣)의 대신(大臣)보다도 훨씬 중요하기 때문이다. 그러나 현령으로 선발할 만한 인물은 많지가 않다.

그 이유는 다름이 아니다. 공정하고 진실하게 정사를 행하지 않고 사사로운 정을 버리지 못했기 때문이다. 혹은 부형

(父兄)이 고귀한 자리에 있다 하여 그 자제들은 가문만 보고 선발된다. 혹은 고관의 추천이 있었다는 이유만으로 범인이라 할지라도 임명된다. 혹은 평소에 생각해 온[6] 자이거나 남이 아닌 친척이기 때문에 부적당한 것을 알면서도 채용되는 경우가 있다. 물론 이들 중에는 영리한 자도 있다. 모두가 적당치 않다고 할 수는 없다.[7]

그러나 전체적으로 본다면 엉터리가 대부분이고, 스스로 정진(精進)하고 청렴 검약(淸廉檢約)하려고 애쓰거나 주야로 충성을 다하며 백성들로부터 칭찬받고자 노력하거나, 치적(治積)이 오르지 않는 것을 두려워하고 자기를 추천해 준 사람의 체면을 세워주지 못한 것을 부끄러워하는 그러한 사람은 매우 적었다.

용렬(庸劣)한 무리[8]들은 기량(器量)도 적지만 매사에 근시안적(近視眼的)이다. 뇌물을 탐내고 부(富)만을 요구하는 것이 전부이다. 욕심은 끝이 없어, 도시 만족할 줄을 모른다. 그 지역을 관할하는 검찰관(檢察官)이라 할지라도 그들이 강력한 배경(背景)을 업고 있기 때문에, 예를 들어 검거한다 해도 결국은 방면하지 않을 수 없다는 것을 잘 알고 있다. 반대로 그들에게 원한을 사서 중상(中傷)을 당하는 일을 두려워한다. 그러므로 함부로 손을 대지 않는다. 결국 탐관오리(貪官汚吏)들의 독무대가 되고 만다.

이쯤 되면 백성들은 고통을 참지 못한 나머지 배반(背叛)하지 않을 수 없게 된다. 배반자가 늘어나면 그들은 모여서 도둑떼가 되어버리고 만다.

무릇 백 심(尋-6척)의 넓은 집이라 할지라도 1분 1촌의 바람결에 잿더미가 되어버린다. 천 장(仗)이나 되는 제방(堤防)이라 해도 한 마리의 개미구멍에서부터 무너져버리고 만다. 어찌하여 이를 예방하지 않는가? 어찌하여 바르게 고치지 못하는가?

　중량(重量)을 재는 자(인물을 품평)가 저울을 치워놓고 마음대로 무게를 다는가[9] 하면, 도끼자루(권력의 상징)를 쥐고 있는 자가 사사로운 정에 얽매여 먹줄을 긋기도 한다. 애당초 사람을 선발하는 일이 관(官)을 위한 것이라는 의식(意識)은 추호도 없다. 게다가 직위를 요구하는 자도 일을 감당할 능력 따위는 생각도 못한 것이다.

　이러한 자들이 관직(官職)에 있으면 정치는 부패(腐敗)하며, [10] 백성을 다스린다 해도 모두 흩어져 달아나고 만다.

　어떤 자는 뇌물과 사치로 백성을 괴롭힌다. 어떤 자는 너무도 잔혹(殘酷)하게 굴어서 백성의 원망을 사며 배반을 당한다. 어떤 자는 아는 것이 없어 막히고 물러나려 해도 마음이 심란하여[11] 하는 일이 어지럽다. 어떤 자는 방종하고[12] 태만하여 규율이 해이하다. 어떤 자는 불요불급(不要不急)한 공사(工事)를 시작하여 백성들을 지치게 하고, 어떤 자는 도망한 범인을 숨겨주고 난폭한 짓을 한다. 어떤 자는 법률을 알지 못하여 사기를 당하는 자도 있고, 어떤 자는 음곡(音曲)과 주색(酒色)에 빠져 술주정을 한다. 어떤 자는 장기나 바둑에 빠져서 정무(政務)를 망치기도 하고, 어떤 자는 사냥을 즐기거나 주연을 베풀기에 바빠 할 일을 잊고 있다. 어떤 자는 송사(訟事)를 들으려 하지 않기 때문에 재판이 어지럽다.

　백성들은 견디다 못해서 마침내 구적(寇賊)이 되고 만다.

이러한 실태(失態)가 상부에 알려지게 되면[13] 현령(縣令)이 투옥된다. 결국은 군주에게 사람을 보는 안목이 없다는 이유로 군주의 명예를 손상시키게 되고 법률도 빈번해지지만, 무엇보다도 백성의 고통은 더욱 심하다.[14]

대체로 부적당한 인간을 채용한다는 것은 마치 목마에게 고삐를 매는 것과 같은 것이다. 목마가 바람을 쫓아 달릴 수 있겠는가! 또한 흙으로 빚어 만든 용(龍)으로 승천하여 구름과 비를 내리려는 것과도 같다. 흙으로 만든 용이 어떻게 은하수에 빛을 낼 것인가!

만약에 군주의 명령을 대신하여 국가의 대권을 장악한 사람이 왕량(王良)[15]이나 백락(伯樂)[16]처럼 짐이나 싣고 다녀야 될 말이 준마 속에 끼이는 일이 없도록 주의하여 살피고, 분수도 모르고 벼슬만 탐내는 무리들이 도중에서 수레가 전복되는 것을 생각하며 둔한 말로 화려한 수레를 타려는 생각을 단념시킬 수 있다면 이것이야말로 커다란 공을 세우는 것이 되며, 아무리 흉악한 악당이라 해도 그 모습을 감추고 말 것이다. 삼황(三皇)[17]과 어깨를 나란히 하며, 오제(五帝)와 같은 명성을 얻는 것도 쉬운 일이 될 것이다.

■ 譯註

주1. 三公(삼공).
사도(司徒), 태위(太尉), 사공(司空). 국무총리격. 원문은 「三台」.

주2. 九卿(구경).
원문은 「九列」. 구경은 시대에 따라서 그 명칭이 다르나 일반적으로 삼공 아래에 있는 대신.

주3. 州牧(주목).
주(州)를 다스리는 지방 행정관.

주4. 縣令(현령).
중국에서는 현이 군(郡)보다 큰 행정 단위이다.

주5. ~ 흠결이 생긴다.
万機有闕(만기유궐). 만기(万機)란 만사의 기미를 살핀다는 뜻. 즉, 나라 안의 모든 정사, 천하의 대정(大政)을 말한다(《書經》 皐陶謨). 유궐(有闕)은 결함이 생긴다는 뜻.

주6. 평소에 생각해 온
宿念(숙념). 평소부터 항상 염두에 두는 일 또는 그 사람.

주7. ~ 적당치 않다고 할 수는 없다.
원문은 「不爲盡無所中」. 여기서 진무(盡無)는 전혀 없다는 말이다.

주8. 용렬한 무리
庸猥之徒(용외지도). 용외(庸猥)는 용렬하고 망녕된 것.

주9. ~ 무게를 다는가
舍銓衡而任情(사전형이임정). 여기서 전형(銓衡)은 저울,

권형(權衡). 또 인물의 재능 또는 신분 등을 재어 보는 것 《晉書》吳隱之傳). 임정(任情)은 감정에 맡긴다는 것. 즉, 마음대로 행하는 것.

주10. 정치는 부패하며

莅政而政荒(이정이정황). 이정(莅政)은 정사에 임한다. 즉, 관직에 있다는 것. 정황(政荒)은 정치가 거칠다. 즉, 부패한 정치.

주11. 마음이 심란하여

闇塞退憒(암색퇴궤). 암(闇)은 세상사에 어두운 것. 암색(闇塞)은 무슨 일을 하려 해도 아는 것이 없어서 막히는 것, 무능한 것. 퇴궤(退憒)는 물러나려(관직 등) 해도 마음이 심란하여 처신을 결정하지 못하는 것.

주12. 방종

潦倒(노도). 원래의 뜻은 노인과 같은 모습인데, 그것이 변하여 아무 일이나 자기 마음대로 한다는 뜻으로 사용된다(嵇康 絶交書).

주13. 상부에 알려지게 되면

釁咎發聞(흔구발문). 여기서 흔(釁)은 틈이 생기다, 죄를 범한다는 것이고, 구(咎), 힐책을 받는다는 말. 따라서 흔구는 결함이 생긴다는 말. 발문(發聞)은 소문이 생기는 것.

주14. ~ 더욱 심하다.

民之荼毒亦已深矣(민지다독역시심의). 민지다독은 백성의 고통을 말하는데, 여기서 다독(荼毒)은 잔인한 일을 시키는 것(《書經》, 湯誥).

주15. 王良(왕량).

옛날 말을 잘 다루던 사람.

주16. **伯樂**(백락).

말을 보는 눈이 예리했던 옛 명인.

주17. **三皇**(삼황).

복희, 신농, 여와.

권 29
(按疏)
안소

    안소(按疏)는 소원(疏遠)한 선비를 맞이하는 것이다. 여기서 소(疏)는 성기다(稀), 소통하다(通), 멀다, 나누다(分)라는 뜻이다. 그러므로 처음 보는 선비라도 서로 뜻이 통한다는 뜻이 포함되어 있다.

    포박자는 영웅이 영웅을 알아본다고 했다. 그러므로 비록 외모는 초라해 보인다 해도 그가 지닌 기량과 재능을 알아볼 수 있다면 이는 혜안(慧眼)이 될 것이다. 군주가 인물을 알아볼 수 있다는 것은 성군(聖君)으로서의 자질을 갖춘 것이고, 따라서 발탁된 인재에게 국가 흥망을 기대하는 것은 당연한 것이다.

    그러므로 태공망(太公望), 모수(毛遂), 영척(寧戚), 진평(陳平), 한신(韓信) 같은 인재가 나라에 중용되었고, 각기 위광(威光)을 떨치며 천하를 평정할 수 있었다.

    이 편에서는 인물을 중용함에는 상대를 알 수 있는 안목이 있어야 한다는 것을 강조했다.

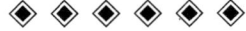

포박자가 말했다.

영매(英邁)한 사람이 총명한 군주를 만나게 되면 하루 해가 미쳐 다 가기도 전에 굳은 약속을 맺게 된다. 뛰어난 인재(人材)가 안목(眼目)이 높은 사람을 만나게 되면 여러 번 상대방을 시험하지 않아도 금방 마음 속을 알 수가 있다.

이처럼 영웅(英雄)이 영웅을 알게 된 경우에는 마치 날아오르는 큰 새가 강풍(强風)을 타는 것처럼, 하늘로 올라가는 용(龍)이 검은 구름을 밟는 것처럼 가볍게 상승할 수가 있는 것이다.

만약 영락(零落)한 처지에 놓인 사람이라 하여 소홀히 했다면 아무리 태공망(太公望)[1]의 인품이 훌륭했다 할지라도 주(周)나라에 중용(重用)되지는 않았을 것이다. 만약 소원(疏遠)하여 천한 것 같다 해서 거부했다면 모수(毛遂)[2]가 조(趙)나라의 존귀한 신분이 될 수는 없었을 것이다. 만약에 평소에 업적(業績)을 쌓은 일이 없다 하여 정사(政事)를 맡길 수 없다고 한다면 영척(寧戚)[3] 같은 사람은 제(齊)나라에 이름을 나타낼 수는 없었을 것이다. 만약 대대의 명장이 아니라서 군사를 맡길 수 없다고 한다면 진평(陳平)이나 한신(韓信)[4] 등도 한(漢)나라의 중신이 되지는 못했을 것이다.

현명(賢明)한 사람은 중대한 일에만 집착하여 사소한 일로 질투하거나 또 완벽한 것을 요구하지도 않는다. 그러므로 능히 위광(威光)을 떨치고 나라에 공을 세우며 천하를 평정(平定)할 수도 있었던 것이다.

어찌 땔나무나 세어 보고 쌀알을 세어서 밥을 짓는 일이야 하겠는가! 작은 잘못이 있다 하여 커다란 구슬을 버리고 미인의 머리카락을 하나하나 헤치며 검은 사마귀를 찾는 일이야 할 수 있겠는가!

■ 譯註

주1. 太公望(태공망).
주 문왕의 군사(軍師).
주2. 毛遂(모수).
전국시대의 책사(策士).
주3. 寧戚(영척).
소 치는 사람의 신분에서 대신으로 발탁되었다.
주4. 陳平(진평), 한신(韓信).
두 사람 모두 한(漢)의 모사(謀士).

권 30
(鈞世)
균세

　균세(鈞世)는 옛 시대나 지금 시대는 같다는 말이다(鈞二均). 어떤 사람이 옛 문화가 지금보다 우수하다는 주장에 대한 포박자의 의견이 실려 있는 장이다.

　학자들의 주장에 따른다면, 중국 문화를 이해하기 위해서는 몇 가지 중국 사상의 특성을 이해해야 한다고 한다. 즉 중국인은 오랜 옛날부터 ① 현실적, 실용적이고, ② 윤리적이며, ③ 정조적(情調的)이며, ④ 상고적(尚古的)이고, ⑤ 탁고적(託古的)이라는 것 등이다. 여기서 상고적인 것은 탁고적인 것의 원인이라고 한다.

　중국의 사상가들은 전혀 상고적이다. 공자를 위시하여 노자, 묵자 등 제자백가는 모두 고대를 이상적 시대, 이상적 사회라고 한다. 그리하여 아무리 뛰어난 재능이나 사상이 있다 해도 스스로의 이름을 감추고 복희씨왈(伏羲氏曰)…… 공자왈…… 등의 형식으로 자기 이론을 전개하고 있는데, 이것은 전통을 중시하는 의미도 있으나, 반드시 옛

것이 지금보다 낫다고 하는 의미는 아닐 것이다.
 포박자도 전통이나 편견에 빠져 있는 사람에게 독창성을 기대하는 것은 무리라 주장하고, 옛 고서가 읽기 어려운 것은 저술한 연대가 오래이고, 그 동안 산실되거나 바뀌 철해지고, 또 종이가 헐은 데다가 당시의 말, 특히 방언 등이 섞여 있기 때문에 해득하기 어려운 것이지 결코 일부러 어렵게 쓴 것은 아닐 것이라 했다. 또 옛날의 시부(詩賦)와 오늘의 그것을 비교하더라도 옛것이 나은 것이 아니며, 오히려 훨씬 못한 점이 있다고 했다. 따라서 포박자는 본편에서 옛것이나 지금 것이 다를 바 없다고 역설했다.

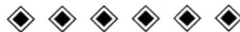

 어떤 사람이 말했다.
 옛날의 작가(作家)들은 재주가 많고 그 생각도 깊었습니다. 그러므로 문장(文章)이 은미(隱微)하여 알기가 어려웠습니다. 오늘날의 사람들은 마음이 얕고 필력(筆力)도 약합니다. 그러므로 그 문장의 뜻이 완연히 나타나 있어서 읽기가 쉽습니다. 이 읽기 쉬운 글을 저 알기 힘든 글과 비교하여 본다면 마치 도랑을 양자강(揚子江)이나 황하(黃河)에 비교하고, 개밋둑을 숭산(嵩山)이나 대산(岱山)에 비교하는 것이 될 것입니다. 그러므로 물도 곤륜산(崑崙山) 정도의 높은 곳에서부터 비롯되는 것이 아니라면, 도도한 물결이 동쪽 바다로 흘러갈 수는 없을 것입니다. 책도 마찬가지로 영걸(英傑)들의 손에서 이루어진 것이 아니라면 후

세에 기리 남을 위대한 뜻을 지닐 수는 없는 것입니다.
　포박자가 대답했다.
　대롱 속에서 구멍으로 밖을 내다 본 자에게 끝없는 우주(宇宙)의 모양¹⁾을 물어보았댔자 아무 소용이 없다. 또 인습(因習)에 메어 있는 사람에게 속인과는 다른 빼어난 독창성을 발휘하라고 한다면 아무래도 무리라 할 것이다.
　생각컨대 옛날의 선비라 할지라도 결코 도깨비도 신(神)도 아니다. 그들의 육체는 조물주(造物主)의 용광로 속에 녹여졌다 할지라도 그 정신만은 목판(木版)이나 죽간(竹簡) 등에 기술되는 이상 그 요지는 알려지기 마련이다. 그러므로 고서(古書)의 문장이 은미하다고 하여 옛 사람이 일부러 어렵게 쓰려고 한 것은 아닐 것이다.
　혹은 시대가 달라지면 언어(言語)도 달라진다. 혹은 방언(方言)의 차이도 있다. 전란(戰亂)을 거치다 보면 오랜 동안 땅 속에 파묻혀 있어서 죽간이 헐었거나, 철사(綴系)가 끊어지고, 망실된 부분이 많을 수도 있을 것이다. 그렇게 남은 것들을 주워 모아서 정리한 경우도 있을 것이고, 때로는 장구(章句)가 탈락(脫落)한 부분도 있을 것이다. 그러므로 이해하기 어려운 것이다. 그러한 것들이 심원한 것처럼 생각되었을 뿐이다.
　《서경(書經)》이란 책이 있다. 이것은 정치(政治)에 관한 글들을 모은 것이지만, 근대의 선무 포고(宣撫布告), 칙령(勅令), 전시의 격문(檄文), 상진문(上秦文) 등의 풍부한 문장의 미구(美句)에는 결코 미치지 못한다. 《시경(詩經)》은 화려한 문채(文彩)의 운문(韻文)이지만, 상림부(上林賦)²⁾나

우렵부(羽獵賦),³⁾ 이경부(二京賦),⁴⁾ 삼도부(三都賦),⁵⁾ 등의 넘칠 듯한 광활함과 풍부함에는 미치지 못한다. 이렇게 생각해 본다면 옛날의 제자백가(諸子百家)의 책 중에서 오늘날의 책보다 낫다고 할 만한 것이 얼마나 있겠는가?

  그럼에도 불구하고 옛것을 고집하는 사람들은 고서만을 줄줄 외우고 있을 뿐이다. 이것은 귀가 있다 해도 눈이 없는 것이다. 어찌하여 그러고만 있는 것일까. 옛 사람이 지은 것이라면 어느 것이나 신품(神品)이라 여기고, 지금 사람이 쓴 것은 무엇이나 천박한 것으로만 본다는 점에 있다. 먼 것을 귀히 여기고 가까운 것을 천히 보는 것은 오늘에 비롯된 것은 아니다. 그러므로 요사이 만든 칼이나 그릇 등에 옛 물건처럼 글을 새겨서 보물이라 속이며 비싼 값으로 팔리는 일도 있다. 그리고 옛날 서적이라면 그것이 아무리 단순한 내용이라도 속된 유생(儒生)들은 "하늘에서 내리셨다"고 한다. 지금의 문장은 아무리 금과옥조(金科玉條)와 같다 해도 속인들은 깨어진 기왓장이나 굴러다니는 자갈 정도로밖에는 보지 않는다.

  그러므로 옛날의 서적은 많기도 하지만 전부가 아름다운 것이라고 할 수는 없다. 요는 학자에 따라서 산(山)이 될 수도 있고, 못(池)이 될 수도 있는 것이다. 즉, 붓을 든 자는 그 속에서 땔나무를 하고, 고기를 낚으면 되는 것이다.

  예를 들면 동구(東甌)의 산⁶⁾과 장주(長州)의 원림(園林)⁷⁾에는 가래나무와 녹나무의 좋은 재목들이 풍부하게 생산되지만, 그렇다고 하여 그 산이나 원림을 곧 웅장한 건물, 아름다운 궁전(宮殿)이라고 할 수는 없는 것이며, 운몽(雲

夢)이나 맹제(盟諸)의 넓은 골짜기에는 어육(魚肉)이 풍부하긴 하지만, 그곳을 곧 볶아서 먹을 수 있는 유아(愈兒)나 역아(易牙)[8]의 요리라고 부를 수 없는 것과 같다.

오늘날의 시(詩)나 옛날의 시가 모두 의미를 가지고 있지만 그 넘쳐 흐르는 미(美)에는 차이가 있다.[9] 선비에 비유한다면, 두 사람이 모두 덕행(德行)이 있지만, 그 중 한 선비가 특히 문예(文藝)에 뛰어났다고 할 경우, 두 사람을 같다고 평가할 수는 없는 것이다. 두 사람이 모두 절세의 미인이지만, 한 사람만이 여러 가지 기술에 능통하다고 할 경우, 이것을 차이가 없다고 할 수는 없는 것이다.

똑같이 궁전(宮殿)을 노래한 시(詩)라 할지라도 해사(奚斯)[10]가 새로 지은 사당을 읊은 비궁(閟宮)[11]은 후한(後漢)의 왕연수(王延壽)가 지은 《노령광전부(魯靈光殿賦)》에는 미치지 못한다. 다같은 수렵(狩獵)에 대한 노래라 해도 《대숙우전(大叔于田)》이나 《노령(盧令)》[12]은 전한(前漢)의 사마상여(司馬相如)가 읊은 상림부(上林賦)에는 미치지 못한다. 어느 것이나 제사(祭祀)를 노래한 것이었지만, 《청묘(清廟)》나 《운한(雲漢)》[13]의 시는 진(晋)나라 곽박(郭璞)이 지은 《남교부(南郊賦)》의 우아함에는 미치지 못한다. 모두 전쟁(戰爭)을 읊은 것이라 해도 《출차(出車)》[14]나 《유월(六月)》[15]의 작품은 위(魏)나라 진림(陳林)이 지은 《무군부(武軍賦)》의 용감하고 웅장함에는 미치지 못한다. 이와 같이 하나하나 열거해 보면 쉽게 이해되리라 믿는다.

근래 하후담(夏候湛)과 반악(潘岳)은 모두 《보망시(補亡詩)》[16]를 지은 바 있다. 백화(白華)와 유경(由庚), 그리고 남해

(南陔)와 화서(華黍)¹⁷⁾ 등이다. 문학 감상(文學鑑賞)에 안목이 있는 대유(大儒)나 재인(才人)들이라면 누구나 시경 3백편 모두를 합한다 할지라도 이 두 천재의 작품과 비견할 수 없다고 말한다.

그리고 옛날에는 모든 것이 소박한 것이었다. 그러나 지금은 어느 것이나 수식(修飾)이 따른다. 시대가 달라지면 세상도 변한다. 이것은 자연의 이치다. 페르시아의 비단은 곱고 질기다. 이것이 옛날의 도롱이옷보다 못하다고 할 수는 없다. 포장마차는 화려하고 견고하다. 이것이 옛날에 통나무를 둥글게 잘라 만든 수레보다도 못한 것이라고야 할 수 있겠는가!

글이라는 것은 말과 같다. 만약에 글로 쓴 것을 말로 고친다면 마땅히 귀로 듣고 말이 통하는 상대를 예상하고 말해야만 할 것이다. 북방의 호인(胡人)과 남방의 월인(越人)이 대화를 하려 해도 전연 통하지 않는데 이와 같은 말로 교훈을 해본들 누가 그것을 이해할 것인가?

만약 말을 알기 쉽게 하는 것이 편리한 것이라고 한다면 구태여 서적에 대해서만 알기 힘든 것을 좋은 책이라 할 것인가. 예컨대 배나 수레가 두 개의 발을 대신하고, 글자가 결승(結繩)을 대신하는 것같이, 뒤에 만들어진 것들이 옛것보다 뛰어나 천 배나 만 배의 효과를 나타낸 예는 헤아릴 수 없이 많다. 그러한 일들은 세상 사람 모두가 잘 알고 있는 터이라 쾌적한 생활을 하고 있다. 어찌 문장만이 옛날에 미치지 못하는 것이라 할 수 있겠는가!

■ 譯註

주1. 끝없는 우주의 모양.

원문은 「九陔之無」. 여기서 구해(九陔)는 하늘 끝, 땅끝(陔는 垓와 같은 것으로, 끝이란 뜻). (爾雅・釋地) 따라서 구해지무란 끝없는 우주로 표현.

주2. 上林賦.

사마상여(司馬相如)의 작품.

주3. 羽獵賦(우렵부).

양웅(楊雄)의 작.

주4. 二京賦(이경부).

장안(長安)과 낙양(洛陽), 두 수도를 노래한 것. 후한 때 장형(張衡)의 작.

주5. 三都賦(삼도부).

위(魏), 오(吳), 촉(蜀)의 삼도를 읊은 곡. 진(晉)의 좌사(左思)가 지음.

주6. 동구의 산.

월(越)에 있는 산.

주7. 장주의 원림.

오(吳)에 있다.

주8. 유아・역아(兪兒・易牙).

원문은 「淪狄」. 간주대로 淪는 兪의 가차(價借)로, 황제(黃帝)의 요리사였던 兪兒. 狄(적)은 제(齊)의 환공을 모시던 요리사인 적아(狄牙), 즉 역아(易牙)를 말한다.

주9. 넘쳐 흐르는 ~ 있다.

원문은 「盈於差美」. 문장의 의미 연관에서 볼 때 「差於盈美」의 잘못이 아닌가 한다.

주10. 奚斯(해사).

노(魯)의 공자.

주11. 비궁.

시경(詩經) 속의 제목.

주12. 대숙우전(大叔于田), 노령(盧令).

모두 시경(詩經)의 제목.

주13. 청묘(淸廟), 운한(雲漢).

모두 시경에 있다.

주14. 出車(출차).

원문은 「出軍」. 교어에 의해서 출차(出車)라 한다.

주15. 출차(出車), 유월(六月).

모두 시경 속의 제목.

주16. 補亡詩(보망시).

《시경(詩經)》속에 제목만 남고 망실된 시의 문구를 모작한 것.

주17. 백화, 유경, 남해, 화서.

모두가 뛰어난 시의 편명들이다.

권 31
(省煩)
성번

 성번(省煩)은 번잡한 형식을 간략화한다는 말이다.
 인간이 살아가려면 예(禮)가 지켜져야 한다. 예는 사회의 규범이며, 또한 생활방식인 것이다. 그리고 예가 있기 때문에 인간은 만물의 영장이라고 한다. 그러므로 규범이기 때문에 객관적 표준이 필요하고, 생활방법이기 때문에 형식(形式)이 따르기 마련이다. 그러나 예의 본질과는 관계가 없거나, 있다 해도 거리가 먼 형식이 존재하는 것은 바람직하지 못하다. 왜냐하면 지켜야 될 형식이 많으면 그만큼 실행하기가 어렵기 때문이다.
 예(禮)의 본질은 계급의 차별과 존경의 마음에 있다. 따라서 그것을 표현함에 족한 형식이 있으면 된다. 까닭도 없는 허례허식은 별로 필요한 것이 못된다. 그런데도 당시의 사회는 빈번한 예로 그 폐단이 많았다. 이것은 유가들의 약점이기도 하다. 이리하여 포박자는 몇 가지 근거를 내세워 빈번한 형상을 간소화해야 된다고 주장한 것이다.

즉, 검소한 형식은 지키고 쉽고 비용이 절감될 뿐만 아니라 그 실행에 실수도 적고 징수자들의 가혹행위도 줄어든다. 학자들의 노고가 줄어든다는 요지가 그것이다.

예를 간소하게 고침은 비록 하나의 개혁이 되겠지만, 개혁없이 어찌 문화가 발전하겠는가. 형태가 변했다 해서 예의 본질이 달라질 리는 없는 것이다.

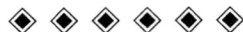

포박자가 말했다.

임금을 편안하게 하고 백성을 다스리는 데 예(禮)보다 더 좋은 것이 없다. 예가 인간 관계의 이치를 널리 다스리고 있다¹⁾는 것은 참으로 말할 나위가 없다. 그러나 관례(冠禮)와 혼례(婚禮)며 음주(飮酒)의 예와 사례(射禮) 등이 얼마나 번거로운 것인가! 인간은 예(禮)가 있기 때문에 만물의 영장(靈長)이라 하지만, 그러한 예도 계급의 차별을 나타내고, 존경하는 마음을 표시하면 그것으로 충분하다고 할 것이다.

그런데도 어찌하여 계단을 오르내리기도 하고, 절을 하기도 하며, 앞서기를 사양하고, 배례를 하고 서 있기도 하고, 엎드리기도 하는 번잡한 동작을 끊임없이 되풀이해야만 하는 것인가. 그럴 필요는 없다.

옛날 천하가 태평하여 사해(四海)가 평온했을 때, 옛것을 즐기는 장관(長官)은 때때로 이것을 실시한 일이 있다. 그것이 심한 때는 몇 달씩이나 예행(豫行)을 연습하고, 채찍질로 감독하고, 밤낮을 가리지 않고 침식도 잊은 채 연습을 시켰다. 오랜 동안 연습을 하여 단 하루를 시험할 뿐이다. 항상 책을 보고 한 자, 한 구를 맞추어 가면서 동작한다. 그 동안에도 실패할 경우는 벌을 받는다. 그처럼 열심히 했지만 틀리는 일이 있어 마음먹은 대로는 되지 않았다. 하물며 이러한 것을 백성의 일상생활로 지키도록 하려는 것은 아무래도 무리한 일이 아닐 수 없다. 그것이야말로 일찍이 묵자(墨子)가「몇 대를 걸린다 해도 그러한 학문은 끝이 없다. 현재 그 일을 마칠 수는 없는 일이다」[2]고 말한 그대로이다.

 옛날의 위정자(爲政者)는 초부(樵夫)[3]의 의견이라 해도 귀담아 듣고, 동요(童謠) 속에 있는 말 가운데서도 반성의 재료를 구해 들었다. 이단자(異端者)의 말이라 할지라도 때로는 선택하였다. 그러므로 묵자(墨子)의 의론(議論)이라도 비난할 수는 없다. 묵자가 엄격한 형벌을 주장하고 능력에 맞추어 승진의 길을 트고, 박애(博愛)를 역설하고, 이상적인 정치를 주장한 것은 모두가 따를 수는 없다 해도, 화려한 장례를 치루고 번거로운 예를 비난한 점만은 버릴 수 없다. 건안(建安 : 196-220) 이후는 위(魏)나라 무제(武帝)도 장례식을 애써 검소하게 치르도록 했다. 이렇게 본다면 묵자의 도(道)라 해도 행할 만한 점이 있다고 할 수 있다.

 나의 생각으로는 전란(戰亂)이 그치고 조정이나 민간이 모두 평온한 지금으로서는 왕자도 새로운 전통(傳統)을 만들어야 한다고 본다. 박학(博學)하고 제도(制度)를 변혁시킬 만한 재능이 있으며 잘못된 전통에 구애받지 않는 그러한 자에게 명하여 '삼례(三禮)'[4]를 개정하면 싶다.

불필요한 부분은 삭제하고, 예(禮)의 원류(源流)를 탐구하여 그 세목(細目)을 총합하고, 같은 종류의 것들은 하나로 묶는다. 문구(文句)는 달라도 의미가 다르지 않는 번거로운 주장은 남겨 둔다 해도 함부로 행하지 않을 것이며, 제거한다 해도 손해는 없다. 단호히 간략하게 하는 것이 좋을 것이다. 애매한 그대로 의문의 씨를 남겨 놓아서는 안 된다.[5]

길흉(吉凶)에 쓰이는 물건, 접시나 술잔, 의관(衣冠)이나 차마(車馬)의 규정, 기(旗)와 문장(紋章)의 색채, 궁전(宮殿)에서의 고저의 등급, 조정의 연회(宴會)에서의 주객(主客)의 예의, 제사와 장례식에서의 임기응변, 사계(四季)의 신과 선조에게 제사하는 법, 천지(天地)와 산천(山川)에 제사하는 의식(儀式) 등 모든 것을 간략하게 만들어 힘써 검소하도록 하는 것이 좋다.

대체로 규정이 검소하면 지키기가 쉽고 소비하는 물건의 양도 적다. 지키기 쉽다는 것은 번잡하지 않다는 것이다. 소비하는 물건의 양이 적다고 하는 것은 그것을 위한 비용이 적은 것이다. 번잡하지 않으면 일을 하는 자도 잘못이 없이 처리하기 쉽다. 비용이 적게 들면 징수하는 자도 가혹한 일이 없다. 조아리거나 절하는 것도, 올라가거나 내려가거나, 또 되돌아서는 태도 같은 것은 사항을 알고 있으면 되므로 장황하게 쓸 필요가 없다. 조사하고 사용하는 데 편리하도록 항목별로 나누고 지면을 바꾸어야 한다.

지금 오례(五禮)[6]는 혼란에 빠져 있다. 혼잡한 수식(修飾)이 꾸며지고, 지엽(枝葉)에 분산되어 중복되는 부분이나 관련된 부분이 너무 많다. 옛 유가(儒家)가 조사해 보았지만, 아직도 모르는 부분이 많다. 그것을 둘러싸고 의논이 점점 격화되며,[7] 이론(異論)이 그치지 않는다. 특수한 이론과 그 절충론이 매일 증가된다. 웬만치 정통한 사람이 아니면 곤혹스럽지 않을 수 없다.

 대개는 의논의 갈림길에 서서 의문의 깊은 숲에 빠져 애를 먹으며 생각을 모아 예의의 경우를 비교 검토하지만 평생을 걸려도 끝내 해결하지 못한다. 꾸준히 조사하지만, 의문을 지울 수 있는 자료(資料)가 없다. 신음소리까지 내면서 해부(解剖)[8]해 보지만 의문의 벽을 돌파하기도 전에 제풀에 지쳐버리고 만다. 이것을 백발이 될 때까지 연구해 보았자 아무 소용이 없다.[9] 무단히 세월만 허송하고, 다른 일마저 버린 결과가 된다.

 그리고 이러한 결과는 후학(後學)들만 더욱 심하게 괴롭히는 것이 된다.[10] 주석(注釋)이 본문보다도 더 길어지는 사태가 영원히 계속되기 때문이다.

 지금 만약 잡다한 풍속을 분석 종합하고, 종류에 따라 이를 배열하며, 불급(不急)한 부분은 삭제하고, 대강(大綱)을 열거하여 세목(細目)을 비교한다면, 해와 달처럼 밝고 오색(五色)처럼 선명하게 이해할 수 있기 때문에 학자의 노고(勞苦)는 만분의 일로 감소될 것이며, 유가(儒家)들의 번거로운 논쟁은 이제 끝이 날 것이다. 미래의 현자(賢者)가 이것을 돌이켜볼 경우, 지금 사람이 주대(周代)를 보고 찬미하는 것보다는 훨씬 더 열렬히 찬미할 것이다.

 이것 또한, 옛날의 날것을 그대로 먹던 풍습을 그만두고,

불에 익혀 음식을 먹는 법으로 생활을 바꾼 것과 같은 것이다. 고치는 것을 꺼려할 필요는 없다. 통나무를 둥글게 잘라 만든 수레가 부서지는 것¹¹⁾을 애석하게 생각하고, 높은 나무 위에 매달린 둥지를 떠나는 것을 주저하는 자가 있다고 한다면, 그야말로 유감스러운 일이다.

그러나 구습(舊習)을 지키는 사람¹²⁾이 갑자기 이러한 의견을 듣는다면, 반드시 아연하여 눈이 휘둥그레지며 미쳤다고 말할 것이다. 삼대(三代)의 음악은 각각 다르며, 오제(五帝)의 예제(禮制)는 어느 것이나 전대의 것을 답습하지 않았다. 그러면서도 위로 군주를 편안케 하고 아래로 백성을 다스린다는 목적은 하나이다.

전대의 문물(文物)을 혹은 바꾸고, 혹은 답습하며, 혹은 감소하고, 혹은 증대하고, 혹은 없애고, 혹은 수선한다.¹³⁾ 굳이 배를 타고 산에 오르려 하고, 말을 채찍질하여 강을 건너려 하고, 갑옷을 입고 조정(朝庭)에 오르려 하고, 털옷을 겹으로 끼어 입고 한여름의 더위를 지내려 하는 융통성 없는 흉내는 낼 필요가 없다. 만약 옛날의 일들이 절대로 바꿀 수 없는 것이라고 한다면, 옛날 장작을 시체 위에 덮고 매장했던 풍습을 지금의 관곽(棺槨)으로 바꿀 수는 없었을 것이며, 옛날의 알몸으로 살았던 것을 오늘의 의상으로 바꾸어진 일도 있을 수 없었을 것이다.

■ 譯註

주1. ~ 다스리고 있다.
彌綸人理(미륜인리). 여기서 미륜은 널리 전파시킨다는 것(綸은 경륜(經綸)의 륜을 의미)이다(《易經》繋辭上). 인리(人理)는 인간 관계의 이치.

주2. 몇 대를 ~ 일이다.
《묵자》非儒.

주3. 초부(樵夫).
원문은「蒭蕘」. 추(蒭=芻)는 풀을 베는 것, 요(蕘)는 나무를 베는 것. 즉 초부, 추부(芻夫).

주4. 三禮(삼례).
세 가지 예. 즉 주례(周禮), 의례(儀禮), 예기(禮記).

주5. 애매한 ~ 안 된다.
원문은「勿令沈隱復有凝滯」. 침은(沈隱)은 밑으로 잠기게 하여 쌓아 놓는 것. 즉, 겉으로 나타내지 않고 숨겨두는 것으로, 애매한 현상. 응채(凝滯)는 막히는 것(《史記》太史公自序). 물령(勿令)은 해서는 안 된다는 말.

주6. 五禮(오례).
다섯 가지 예. 즉 길례(吉禮-祭禮), 흉례(凶禮-喪葬), 군례(軍禮-軍旅), 빈례(賓禮-賓客), 가례(嘉禮-冠婚) 등의 의식(《書經》舜典).

주7. 의논이 ~ 격화되며
원문은「駁難漸廣」. 여기서 박난(駁難)은 논박이 어지럽다. 점광(漸廣)은 점점 넓어진다는 것. 따라서 의논은 하면 할 수

록 더욱 결심해 간다는 뜻.

주8. 解剖(해부).

본문은「尋析」. 즉, 분석하면서 찾아보는 것.

주9. 백발이 ~ 없다.

원문은「華首不立」. 화수(華首)는 백발을 뜻한다. 즉, 華는 이 여섯 개와 一의 자와 합한 것. 그 육십 일, 즉 회갑의 나이. 불립(不立)은 세우지 못했다, 이루지 못했다는 말.

주10. 후학들만 ~ 된다.

원문은「愁困後生眞未央矣」. 수곤(愁困)은 어렵고 곤란하게 만든다는 것(《後漢書》公孫述傳). 후생은 후학들.

주11. 수레가 부서지는 것

원문은「壞椎車」. 교어에 의해서 壞(괴)고 고쳤다.

주12. 구습을 지키는 사람.

守常之徒(수상지도). 옛부터 내려온 풍습을 지키는 무리라는 말.

주13. 혹은 없애고, 혹은 수선한다.

원문은「懷善」인데, 교감기에 따라 壞善(괴선)으로 했다. 善은 繕과 통한다.

권 32

(尚博)

상박

   상박(尚博)이란 널리 학문을 장려한다는 뜻이다.
   학문을 장려하는 것은 그것이 우리 생활에 필요한 것이기 때문이다. 따라서 생활의 내용이나 형태가 다르면 다를수록 그것에 맞는 학문이 필요하게 될 것이며, 다양화될 수밖에 없을 것이다. 학문의 다양화는 매우 바람직하다 할 것이며, 마땅히 장려해야 할 것이다. 이것이 본 편의 상박(尚博)이란 주장이다.
   학문이란 사물에 대한 체계적인 지식(知識)이다. 그리고 그것은 하나의 사고적인 지침으로서 진리에로 인도해 주는 원리가 될 수 있다. 그러나 학문이 이러한 지식이나 원리만으로 그친다면 아무런 의미가 없다. 실천(實踐)될 수 있어야 한다. 고매한 지식이나 원리만으로 그친다면 아무런 의미가 없다. 실천(實踐)될 수 있어야 한다. 아무리 고매한 지식이나 심원한 이론이라 할지라도 그것이 인간을 위한 것이 아니라면 아무런 가치를 부여할 수 없기 때문이다.

그러므로 모든 학문은 도덕적인 것이 될 수밖에 없는 것이다.

포박자는 정통의 경서(經書)는 도의 바다이고, 제자백가(諸者百家)의 글은 그 바다로 흘러 들어가는 강이라 했다. 그러나 양자는 선(善)을 주장하고 있다는 점에서는 일치하고 있다.

그러므로 아무리 작은 부분의 진리라 하더라도 인간의 도의와 교화에 도움이 되는 한 그 학문의 가치는 인정되어야 한다.

또 포박자는 도덕과 문장을 구별하고, 문장은 하나의 여기(餘技)에 불과하다는 주장에 대하여 힐란한 비판을 가하고 있다. 본질과 방법은 불가분의 관계에 있다는 것이다. 학문을 체계적인 지식의 수립과 그 지식의 실천 방법의 연구라는 과제에서 돌이켜 본다면, 본질과 형식, 근원적인 것과 지엽적(枝葉的)인 것으로 생각될지 모르나, 그 가치의 경중에는 아무런 차이를 들 수 없다. 양자는 상호 보완함으로써 도덕의 교화를 이룰 수 있기 때문이다.

또 포박자는 학문적인 태도에 대하여 개방적이었다. 틀에 박힌 생각을 벗어나서 좀더 활발하고 개혁적인 사고방식을 주장하고 있다. 때문에 일반적인 것은 분간하기 쉽고, 정치(精致)한 것은 일치하기 어렵다고 했다.

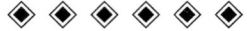

포박자가 말했다.

정통(正統)의 경서(經書)는 도의(道義)의 바다이다. 제자백가(諸子百家)의 글은 그 바다로 흘러 들어가서 그 깊이를 더해 주는 강이다. 하늘의 것과 비유해 말한다면, 서성(瑞星)이 해와 달, 그리고 별1)을 보좌하는 것과도 같은 것이다. 또 이것을 땅 위의 것에 비유한다면 숲과 덤불이 높은 산을 돕고 있는 것과도 같다. 길은 다르다 할지라도 도덕을 향하여 나아가고 있다는 점은 같으며, 행하는 방법은 다르다 할지라도 교화(敎化)를 높인다는 점에서는 동일한 것이다.

그러므로 달인(達人)2)은 근본(根本)으로서 지엽적인 일들을 다스리며, 대강(大綱)을 파악하여 하나의 결론을 얻을 수가 있다. 옛 사람들은 천재가 그 뜻을 이루지 못한 것을 한탄하였으며, 천재가 출현하는 빈도(頻度)로 말한다고 하면 백 대의 세월도 순식간이라고 생각했다. 따라서 곤산(崑山)에서 나는 옥덩어리가 아니라 하여 야광주(夜光珠)3)를 버리는 일은 없으며, 성인(聖人)의 손으로 쓰여진 책이 아니라는 이유로 교화를 더해 주는 말을 폐기하는 일은 하지 않았다.

그리하여 시골에서의 졸렬한 시(詩)나 군대의 포고 등 말이 세련되지 못하고 비유 또한 훌륭하지도 못할 뿐만 아니라, 그것도 2백 자도 못 되는 단문(短文)이라 할지라도 수록되어서 요(堯), 순(舜), 주공(周公)의 조칙(詔勅)에 버금하는 것으로 취급되고 있다.4)

제자백가의 설도 선(善)을 주장하고 있다는 점에서는 일치하고 있다. 그것은 마치 물을 나르는 그릇은 각기 다르다 할지라도 불을 끈다는 목적에는 일치하는 것과 같다. 또 침을 놓거나 뜸질을 하는 기술은 비록 다른 것이라 하더라도 질병을 치료한다는 목적은 동일하다.

한위(漢魏) 이래로 제가(諸家)들의 서적은 점점 늘어났다. 의미하는 바는 검푸른 연못처럼 깊고, 수사(修辭)는 바다 물결처럼 풍요하다.

만약 이를 실시하면 천상과 지상에서 상서로움이 솟아나고, 해외로부터는 공물(貢物)이 받쳐지며, 중원(中原)의 집들은 모두가 편안하고, 재앙의 불씨는 없어지고, 국가의 수명은 오랫동안 연장될 것이다. 그러나 당세에는 그것을 평가할 만한 성인(聖人)이 없었기 때문에 천릿길에 준마를 달려야만 했고, 고전(古典)의 편말[5]에 근대의 도(道)를 수록할 수가 없다.

전통에 얽매인 무리들은 얕고 좁은 우리 안에서 얄팍한 지식으로 고서(古書)의 문자 해석을 더듬거리고 있다. 조금이라도 색다른 것을 보면 경멸하면서 급하지도 않다고 말한다. 혹은 사소한 도(道)이므로 볼만한 것이 못된다고 하기도 하고, 혹은 해석의 폭을 넓히면 사상(思想)을 혼란시키고 만다고도 말한다.

그러나 그들은 다음과 같은 것을 깨닫지 못한다. 치수(錙銖)[6]의 무게라 할지라도 그것이 합하면 산이나 언덕의 무게가 되며, 십(十)이나 백(百)의 숫자라 할지라도 그것이 모이면 억조(億兆)가 될 수 있다. 여러 가지 색깔이 한데 어울리면 곤룡(袞龍─천자의 조복)과 같은 아름다운 무늬를 이룰 수 있고, 복잡한 소리라 할지라도 소(韶)[7]나 호(濩)[8]

와 같은 듣기 좋은 소리로 화할 수 있다.

 어떤 사람은 시(詩)나 부(賦) 같은 천박한 글을 좋아하고, 깊고 아름다우며 폭이 넓은 제자(諸子)의 서적을 경멸한다. 즉, 자기 일신을 위한 지언(至言)은 쑥스러운 것이라 부르고, 공허(空虛)하고 화려한 요설(饒舌)을 세련된 것이라고 한다. 참과 거짓이 엇바뀌어지고, 옥과 돌이 가려지지 않는다. 말하자면 광악(廣樂)⁹⁾을 음란한 동요와 같은 것으로 보고 곤룡포(袞龍袍)를 작업복과 다를 것이 없다고 보는 것이다.

 세상은 모두가 그렇다. 참으로 개탄스럽고 울화통 마져 치민다.

 어떤 사람이 말했다.

 저술(著述)이라는 것은 그 수가 아무리 많다고 해도 언어의 유희(遊戱)나 문자의 수식일 뿐 사회의 득실에 아무런 보탬이 되지 못합니다. 또한 덕행(德行)을 위한 무언(無言)의 교훈이 될 수도 없습니다. 그러므로 같은 공자(孔子)의 고제(高弟) 중에서도 안연(顔淵)이나 민자건(閔子騫)¹⁰⁾ 등을 위로 놓고, 자유(子游)나 자하(子夏)¹¹⁾를 오히려 그 아래로 보는 것입니다. 사과(四科)¹²⁾의 격(格)에 차이를 둔 것은 덕행이 으뜸이고 문학(文學)은 맨 나중에¹³⁾ 두기 때문입니다. 이렇게 본다면 글을 짓는다는 것은 원래가 여기(餘技)인 것입니다. 그런데도 선생은 원천을 중시하지 않고, 그 지류(支流)만 귀하게 여기고 있습니다. 그렇게 해도 좋은 것인지요?

포박자가 답했다.

덕행은 실체가 있다. 그 우열(憂劣)은 금방 알아볼 수 있다. 문장(文章)은 미묘한 것이다. 그 본체(本體)는 분간하기 어렵다. 알기 쉽다는 것은 대략적인 것이며, 분간하기 어렵다는 것은 정치(精致)한 것이다. 대략적인 것이기 때문에 덕행(德行)에 대한 감정(鑑定)에는 일정한 규준(規準)이 있다. 정치하기 때문에 문장의 평가(評價)는 일치하기가 어렵다.

그러므로 나는 알기 쉽고 대략적인 것을 버리고 분간하기 어렵고 정치한 것을 논하는 것이다. 그래도 좋지 않을 거야 없지 않겠는가?

어떤 사람이 말했다.

덕행(德行)은 근본이고, 문장(文章)은 그 말절(末節)입니다. 그러므로 사과(四科)의 순서에서도 문학(文學)이 위에 있지 않습니다.

이렇게 본다면 종이 위에 글을 쓰는 일 따위는 할 일을 다 마친 후 여가에 할 일이라[14] 할 것이며, 후에 전하는 것은 제사를 마친 후에 버려지는 풀강아지와 같은 것입니다. [15] 어느 쪽이 격(格)이 높은가는 이것으로도 알 수 있을 것입니다.

선생께서 생각하고 있는 문장(文章)이라는 것의 대체(大體)를 듣고자 합니다.

포박자가 대답했다.

고기를 잡은 다음에는 통발(筌—일명 가리)을 버려도 좋다.[16] 그러나 고기를 잡기 전에는 통발이 없으면 안 된다. 도(道)가 널리 퍼진 뒤에는 문장(文章)은 버려도 된다. 그러나 도가 아직 세상에 알려지지 않으면 문장을 버릴 수가 없다.

문장 내용의 광협(廣俠), 수사(修辭)나 비유(比喩)의 조잡함이나 세밀함, 후인에 대한 영향의 크고 작음, 함축(含蓄)과 소양(素養)의 깊고 얕음의 차이가 나면, 그 상하(上下)의 거리는 하늘과 땅의 거리 정도가 아니며, 그 크기의 차이는 일월(日月)과 반딧불의 그것보다도 심하다. 그 예리함의 차이는 용연(龍淵)[17]과 연정(鉛鋋)[18]의 그것보다도 더욱 심하다. 경중(輕重)의 차이는 새의 깃털과 금괴(金塊)의 그것과 같다.

문장의 맑고 탁함은 여러 가지이지만, 그것은 천품의 차이에서 온다. 산뜻한 것과 흐린 것과는 질적으로 차이가 있지만, 그것은 각각 필자의 기력이 강하고 약한 것에 달려 있는 것이다.

그런데 속인들은 붓을 잡고 글을 쓰는 사람이면 누구나 똑같은 것으로 본다. 그렇기 때문에 백아(伯牙)[19]는 종자기(鍾子期)[20]가 죽은 후에는 두 번 다시 거문고를 타지 않았으며, 영(郢)[21]의 명공(名工)[22]은 자기의 기량을 이해해 주는 사람이 없자 도끼를 치우고 두 번 다시 사용하지 않았던 것이다.

대체로 대공(大工)은 얼마든지 있지만, 노반(魯班)과 묵적(墨翟)[23]만이 명인의 영광을 누리고 있다. 거문고를 타는 사람은 매우 많았으나 기(夔)[24]와 사양(師襄)[25]만이 진기한 음감(音感)의 소유자로 찬양받고 있다. 마굿간에는 수천 마리의 말이 있지만, 기기(麒驥)[26]만이 뛰어난 가치를 가지고 있다. 세상에는 수만은 미인이 있지만, 남위(南威)[27]와 서시(西施)[28]만이 절세의 미인으로 추앙되고 있다. 아마도 보통사람보다는 월등히 빼어난 데가 있었을 것이다.

그런데 문장(文章)과 덕행(德行)은 10척과 1장의 차이가 있는 것으로, 덕행에 대하여 문장을 여기(余技)라고 말한 예는 전대에도 들어본 일이 없다. 하늘(天)이 해와 달 등 천체(天體)를 운전하는 것은 천문(天文)이다.[29] 요(堯)나 순(舜)을 찬양하는 말 가운데도 문(文)이라는 글자가 사용된다.[30] 대인(大人)이라 하면 호랑이와 같은 선명한 무늬(文)가 있는 것이고, 군자(君子)라 하면 표범처럼 아름다운 무늬가 있는 것을 말한다. 주공(周公)은 조부인 창(昌)의 시호를 문왕(文王)이란 한 자로 정했다. 공자(孔子)는 주(周)의 예제(禮制)가 훌륭하고 아름답기(文) 때문에 주(周)의 제도를 따르기로 했다.[31]

이와 같이 모두 문(文)이라는 것이 있다. 팔괘(八卦)는 매가 발로 땅 위에 그린 무늬로부터 발명되었고, 십간 십이지(十干十二支)는 신비한 거북의 등에 그려진 무늬를 보고 생각해낸 것이다. 무늬가 있으면 별것 아닌 것도 귀중한 것이 된다. 개나 양의 무늬가 없는 가죽 따위는 비교가 안 된다.

그리고 근본(根本)은 모두가 귀중하고 말절(末節)은 모두가 무가치한 것이라고 할 수는 없다. 예를 들면 수놓은 비단의 근본은 하얀 천이며, 진주(眞珠)의 근본은 조개가 품고 있던 돌이다. 구름과 비의 근본은 길이 4촌의 바람이고, 강의 근본은 깊이 8촌의 물밖에 안 된다. 이렇게 볼 때 문장(文章)은 덕행(德行)의 다음은 될지라도 여계(余計)라고 말할 수는 없다.

어떤 사람이 말했다.
오늘날 만들어진 것은 대개 옛것에 미치지 못합니다. 문장이나 저술(著述)도 그와 같습니다. 시간이 경과함에 따라 운수가 점점 쇠퇴하는 것은 자연의 도리입니까?
포박자가 대답했다.
제자백가(諸子百家)의 주장은 그 우열의 차이는 있다 할지라도 모두가 석학들의 사색으로부터 나온 것이며, 재사(才士)들의 손에 의하여 이루어진 것들이다. 이를 고인(古人)에 비교한다 해도 모두가 그보다 못한 것이라고 할 수는 없다.
개중에는 광대하고 현묘하여 성인(聖人)의 저작과 버금하는 것도 있으며, 안으로는 측량할 수 없는 진리의 원천(源泉)을 탐구하고, 밖으로는 끝없는 영향을 미치며, 그 바탕은 높고, 그로부터 연역을 끌어내는 것은 신묘(神妙)하여 모가 나거나 둥근 어떠한 척도에 메이는 일도 없이 자유자재로 변화하고, 한 길만의 좁은 길을 고집하지도 않는 그러한 작품이 있다.

그러므로 신맛이나 짠맛만을 좋아하는 사람은 그 맛을 알 수가 없다. 틀에 박힌 생각으로 사물을 보는 사람으로서는 그러한 정신을 파악할 수 없다.

무릇 응룡(應龍)[32]이 서서히 일어서면 순식간에 구름 위로 오른다. 한혈마(汗血馬)는 천천히 걸어도 숨 한 번 쉴 동안에 천 리를 간다. 땅거미와 개미는 용이 계단도 없이 하늘 높이 올라가는 것을 보고 이상히 여기며, 노둔한 말은 한혈마가 어느 사이 자기를 앞질러 가버린 것을 멋적게 생각한다.

만약 시론(時論) 속에서만 서로 다투고, 전기(傳記) 속에서만 맴돌며, 상식(常識)만으로 거대하고 이상한 작품을 판단하거나, 좁은 소견으로 끝도 없이 큰 사물을 헤아리고, 조잡하고 천박한 견식(見識)으로 정치(精致)한 것을 탐구하려 한다면 어린 시절부터 백발이 될 때까지 걸린다 해도 알아낼 수가 없다.

대체로 자기 마음에 드는 것은 이를 기꺼이 좋다고 하여 칭찬하고, 자기가 알 수 없는 것은 꺼리면서 이를 나쁜 것이라고 욕한다. 이것은 자연의 이치라 할 것이다. 한 걸음 더 나아가 모르는 것은 허망한 것으로 보려 한다. 그것도 본인은 진심으로 그렇게 생각하는 것이나, 반드시 진심을 속여서까지 흠을 잡으려고 하는 것은 아니다.

그리고 세상은 대체로 옛것을 존중하고 현세의 것을 천하게 본다. 현세에 바람같이 달리는 준마가 있다 할지라도 조보(造父)[33]의 말에는 미치지 못한다고 한다. 비록 성곽 몇과 바꿀 만한 보옥이 있다 해도 초(楚)나라 변화(卞和)[34]

가 가졌던 옥에는 미칠 수 없다고 한다. 살짝 닿기만 해도[35] 잘라지는 검(劍)이 있다 할지라도 옛날 구야(歐冶)[36]가 만든 검보다는 못하다고 한다. 비록 기사회생(起死回生)의 양약이 있다 해도 옛날의 의화(醫和)나 편작(扁鵲)[37]이 조합한 약에는 미치지 못한다고 한다. 현세에 아무리 뛰어난 인물이 있다 해도 옛 역사상의 인물에는 미치지 못한다고 한다. 세상에 아무리 이로운 책이 있다 할지라도 전대의 유작과는 비견할 수 없다고 한다.

이와 같은 이유로 공자(孔子)는 당세에 존중되지 않았으며, 양웅(揚雄)의 《태현경(太玄經)》은 친구인 유흠(劉歆)으로부터 "된장독의 뚜껑으로 이용되는 것이 고작이다"고 비웃음을 샀다. 속된 선비들은 흔히들 이렇게 말한다. "지금의 산은 옛날의 높은 산에 미치지 못하며, 지금의 바다는 옛날 바다처럼 넓지도 않으며, 오늘날의 태양은 옛 태양보다 뜨겁지 않으며, 지금의 달은 옛날의 달처럼 밝지 못하다"고.

상황이 이쯤 되고 보면 설령 "오늘날의 재사(才士)가 옛날의 말라 비틀어진 해골보다야 낫지 않겠는가"하고 말해 보았자 인정하지 않을 것이다. 귀로 듣는 것만 중시하고 눈으로 본 것은 내려보는 폐단은 오늘에 비롯된 것이 아니다. 옛날의 백아(伯牙)가 자신의 음악을 이해하는 유일한 사람이 죽고 난 후 거문고의 현(絃)을 끊은 것도 이유가 있었을 것이다.

■ 譯註

주1. 三辰(삼진).
세 가지 별. 해, 달, 그리고 별들.

주2. 달인.
원문은 「道人」. 사물의 이치에 통달한 사람. 박학다식(博學多識)한 사람, 학자(《史記》田敬仲世家贊).

주3. 야광주.
耀夜之寶(요야지보). 밤에 빛나는 보석. 즉, 야광주.

주4. ~ 취급되고 있다.
《詩經》의 國風(국풍)과 《書經》의 秦誓(진서) 등을 말한다.

주5. 고전의 편말.
三墳之末(삼분지말). 삼분의 고서. 즉 복희, 신농, 황제의 서를 말한다. 삼분지말은 고전의 끝 페이지를 가리킴.

주6. 치수.
근소(僅少), 즉 소량을 의미한다. 치수는 원래가 무게를 재는 단위이다. 산법(算法)에 따르면, 십서(十黍)를 누(絫)라 하고, 십누를 수(銖)라 하며, 이십사수(二十四銖)를 양(兩), 육량(六兩)을 치(錙)라 한다(《淮南子》詮言注)(《筍子》富國注).

주7. 韶(소).
순(舜)의 음악.

주8. 濩(호).
은(殷)나라 탕왕(湯王)의 음악.

주9. 廣樂(광악).
조간자(趙簡子)가 들었다는 천상의 음악.

주10. 顔閔(안민).

안연(顔淵)과 민자건(閔子騫). 이 두 사람은 덕이 높기로 유명하다.

주11. 游夏(유하).

두 사람 모두 문학에 뛰어났다.

주12. 四科(사과).

공자(孔子)의 문하생으로서 익혀야 될 네 가지 과목. 즉 덕행(德行), 정사(政事), 언어(言語), 문학(文學).

주13. 덕행이 으뜸이고 문학은 맨 나중에

원문은 「學本而行末」인데, 뜻이 통하지 않는다. 간주에 따라서 行本而學末로 고쳤다.

주14. 할 일을 다 마친 후 여가에 할 일이라

원문은 「糟粕之餘事」. 조박(糟粕)의 원뜻은 술지게미, 껍질. 즉 본무가 아니고 그 부업이란 말. 또 고인의 저술한 책이란 의미로 사용된다(《莊子》天道). 여기서는 전자의 뜻으로 보는 것이 좋으리라 본다.

주15. 제사를 ~ 같은 것입니다.

《莊子》天運.

주16. 고기를 ~ 버려도 좋다.

《莊子》外物.

주17. 龍淵(용연).

옛날의 명검.

주18. 鉛鋌(연정).

납으로 만든 몽둥이 같은 것.

주19. 伯牙(백아).

거문고의 명인.

주20. 鍾子期(종자기).

백아(伯牙)의 친구로서, 백아의 음악을 잘 이해했다.

주21. 영.

초(楚)의 수도.

주22. 名工.

영 지방에 장석(匠石)이라고 하는 목수가 있어, 어떤 사람의 코에 얇게 백토를 바르고 도끼로 상처 하나 내지 않고 깍아 내렸다. 그 소문을 듣고 송원군(宋元君)이 재주를 보고 싶어 하자 "옛날에는 재주를 부릴 수 있었으나 지금은 상대가 죽고 없어서 도리가 없습니다"했다(《莊子》徐無鬼).

주23. 墨翟(묵적).

원문은 「班狄」. 간주에 의하면 狄은 翟의 가차(價借)라고 한다.

주24. 夔(기).

요(堯)의 음악을 맡았던 관리.

주25. 師襄(사양).

공자(孔子)의 음악 선생.

주26. 麒驥(기기).

백악(伯樂)이 발견한 명마.

주27. 南威(남위).

진(晋)나라 문공(文公)의 첩.

주28. 西施(서시).

오왕(吳王)의 첩.

주29. 하늘이 ~ 천문이다.

《易》賁卦.

주30. 요나 순을 ~ 사용된다.

《論語》泰伯(태백)에 요(堯)는 문장(文章)이 있다 했고《書經》舜典(순전)의 주에는 순의 자(字)인 중화(重華)는 문덕(文德)을 의미한다고 한다.

주31. 주의 예제가 ~ 했다.

《論語》八佾.

주32. 應龍(응룡).

바다 밑에 산다는 용의 일종.

주33. 造父(조보).

옛날 말을 잘 다루었던 사람.

주34. 卞和(변화).

명옥(名玉)을 헌상했으나 이를 믿어주지 않고 오히려 발목을 잘리는 화를 당했다.

주35. 살짝 닿기만 해도

원문은 「疑斷」이지만, 뜻이 통하지 않는다. 간주는 백자본(百子本)에 따라서 擬斷으로 고쳐야 한다고 한다.

주36. 歐冶(구야).

유명한 도공(刀工).

주37. 和鵲.

의화와 편작은 두 사람 모두 유명한 의인(醫人).

권 33
(漢過)
한과

    포박자는 중국 역사상 가장 어지러운 시대를 후한(後漢) 말기라고 했다. 이 시기는 거의 정치의 부재를 뜻하리만큼 험난한 세월이었기 때문에 후한 왕조의 과실로 단정하여 한과(漢過)라 이름한 것 같다.
    이 세기에 접어들면서 후한 궁정(後漢宮廷)의 역사는 외척(外戚)과 환관(宦官) 사이의 피비린내나는 권력투쟁으로 계속되었다. 어린 왕을 업고 일국의 정사를 휘두르려던 외척과 그에 맞서 오랜 동안 부정과 뇌물로 축적해 온 환관들의 막강한 세력은 피할 수 없는 적수였다.
    조정의 세력다툼 속에서 왕의 지위는 명목상으로만 존재했을 뿐 아무런 실권도 갖지 못했다. 대개가 어린 나이에 추대되었고, 성장과정에서부터 양대 세력의 틈바퀴에서 두려움과 슬픔 속에서 자라온 왕으로서는 통치자의 자질 같은 것은 거의 바랄 수가 없는 것이었다.
    따라서 나라의 정치는 정사(正邪)의 구별이 혼미해지고,

현우(賢愚)의 구분마져도 어려운 형편이었다. 세력있는 자의 친척이나 당인(黨人)이 아니면 관리로 등용될 수 없고, 아무리 올바른 주장을 한다 해도 돈이 없는 쪽은 소송에서 이길 수 없었다. 아무리 뛰어난 재능이나 기량을 가진 자라 해도 추천을 받을 수가 없었다.

사회가 이쯤 되면 현명한 선비는 세상을 등지고, 영악한 자들의 걸음걸이는 바빠질 것이다. 가혹한 세금을 바쳐야 하는 백성들은 기아나 폭정을 견디지 못하여 도둑이 되었다. '요적(沃賊)'이니 황건적(黃巾賊) 등이 일어나 세상을 어지럽힌 것도 모두 후한 말의 정치와 사회를 나타내는 것이었다. '도량이 크다', '재치가 있다', '임기응변의 기재이다' 등 듣기 좋은 평가는 본뜻과는 거리가 먼 세력가들의 아첨에 지나지 않았다고 보면, 무엇이 옳고 그른가는 도시 생각 밖의 일이 되었고, 예의 미담(美談)은 들을래야 들을 수 없는 한낱 전설에 지나지 않는 형편이었다. 예리한 비판을 내솟던 포박자는 결국 인재(人材)를 찾지 못한 것이라 한탄했다.

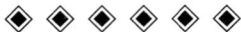

포박자가 말했다.
고대(古代)로부터 근대에 이르기까지의 역사를 살펴보면, 정도(政道)가 쇠미(衰微)하고 풍습이 퇴폐하기로는 후한(後漢) 말기처럼 심한 때가 없었다. 정치의 핵심적(核心的)인 위치에 있는 것은 환관(宦官)들이며, 천자(天子)의 권리를

장악¹⁾하고 있는 것은 중신(重臣)들이었다.

그들은 옳바른 자들을 폐하고 사악한 무리들을 내세워서, 인자(仁者)를 중상하고 의인(義人)을 살해했다. 여러 사람이 입을 모아 옳바른 사람을 험담하기 때문에 군주는 벙어리나 장님처럼 지내야 될 입장이 되었다. 악인들끼리 무리를 이루어 악당들을 한패로 끌어들이며 뇌물을 받아먹고 돈을 긁어모으면서 이에 만족할 줄을 모른다. 그러면서도 작은 재물을 내놓아 청렴한 사람이 곤궁에 처해 있는 것을 도와주려는 생각은 추호도 없다.

그러므로 관직(官職)에 나가려 해도 돈이 없고는 불가능하다. 재판을 한다 해도 뇌물을 바치지 않고는 승자가 될 수 없다. 관직이 높고 세력이 있으며 인재를 발탁할 힘이 있는 사람이라 할지라도 말만으로는 영준한 인재를 추천할 수조차 없다. 그들이 채용할 수 있는 것은 처첩(妻妾)의 친척에 한하며, 혜택을 줄 수 있는 자는 근신(近臣)의 범위를 벗어나지 않는다. 노(魯)의 장문중(臧文仲)이 유하혜(柳下惠)를 아랫자리에 두었기 때문에 '녹(祿)도둑'이라는 비난을 들은 예가 있음에도 불구하고 이를 주의하지 않았고,²⁾ 조(趙)의 해호(解狐)가 사사로운 정을 버리고 원수를 추천한 미담(美談)³⁾을 흉내조차 내려 하지 않았다. 왕림(王林)⁴⁾처럼 봉록에서 떼어 현인에게 주는 일도 없고, 방회(方回)⁵⁾처럼 출처진퇴를 분명히 하지도 않는다.

그러므로 열자(列子) 같은 은사(隱士)는 얼마든지 있지만, 정자양(鄭子陽)처럼 남을 돌보아 주는 사람은 없다.⁶⁾ 왕소(王訴)와 같이 높은 기개를 지닌 선비는 많지만, 폭승지(暴

勝之)⁷⁾처럼 이를 추천하려는 사람은 없다. 홀로 일어서려 하는 자는 억제되고 환관들에게 매달리는 자들만이 추천을 받게 된다. 옛날 번희(樊姬)⁸⁾가 단식(斷食)을 행하고, 풍당(馮唐)⁹⁾이 개탄했던 것은 이와 같은 시폐(時弊)를 우려했기 때문이었다.

당시 대개의 사람은 '녹도둑'에게 아첨하는 자들뿐이고, 현인(賢人)의 모습은 가리어 군주의 눈에는 띄지 않았다. 공이 있는 자를 방해하여 그 지위를 위협하고, 청렴결백한 사람은 미움을 사서 배척당하고, 충의로운 사람은 모함하고, 한패에 끼지 않는 자들은 미워하여 끝내 몰아내고 만다. 웃음을 띤 아첨자들은 고위 고관(高位高官)의 자리를 쉽게 얻을 수 있고, 불굴의 기상을 가진 사람은 비방을 당하여 버려지는 화를 면치 못한다. 승냥이와 여우를 길러서 기린(麒麟)과 추우(騶虞)¹⁰⁾를 죽이며, 탱자나무와 가시나무를 심어서 산초(山椒)와 월계수¹¹⁾를 베어 넘어뜨리는 것과 같다.

그리하여 오만하고 불손하면서 총알처럼 굴러다니고 부평초처럼 떠돌아다니는 자들을 "도량이 크다"고 말하곤 한다. 매우 번거로운 속에서도 간악함이 깃들고 마음 속에 언제나 독침을 감추고 있는 자는 "공평(公平)하고 정직하다"고 한다. 재치있게 아첨하고 풍채는 훌륭하나 속이 빈 사람을 가리켜 "기지 백출(機知百出)하다"고 말한다. 하찮은 일에 말주변이 좋고 남의 기분을 재빨리 읽어 먼저 말하는 자를 "재치가 있다"고 한다. 부평초나 작은 비둘기처럼 촐랑대고 마음만 교만하여 경솔한 자는 '호걸(豪傑)'이라고 부른다. 술을 좋아하고 여색을 즐기며 어떤 괴이한 자라 할지라도 예사로 사귀는 자를 "천진난만(天眞爛漫)하다"고 한다. 염치도 없이 뇌물을 요구하고 남의 물건을 뺏기 좋아하면서도 그것으로 만족할 줄 모르는 자를 '달인(達人)'이라 부른다. 머리를 덥수룩하게 하고 내의(內衣)만 입은 채 천민과 어울려 다니는 자를 가리켜 '박애주의자(博愛主義者)'라고 치켜세운다. 경서(經書)는 등지고 성인(聖人)을 가장하고 이단(異端)의 길을 치닫으면서 큰소리치는 자를 가리켜 '노장(老莊)의 손님'이라고 한다. 바른 사람을 조롱하고 멸시하는 자를 '속세를 떠난 사람'이라고 한다. 판단의 규준은 아랑곳하지 않고 남이 말한 그대로 따라서 행하는 자를 가리켜 '뛰어난 수재(秀才)'라고 한다. 권력자에게 의지하여 뇌물로 출세의 지름길을 가려는 자를 '임기응변(臨機應變)의 기재(奇才)'라고 한다. 공문서 읽기를 태만히 하여 보지도 않고 서명(署名)하는 자를 일러 "큰일을 하기에 적합한 인물이다"라고 한다. 세력 있는 부모 덕택에 재능 이상의 지위에 오른 자를 "전국 사호(戰國四豪)[12]에 비견할 만하다"고 말한다. 권문세가에 뇌물을 바치고 작위를 얻은 자를 가리켜 '재물을 경시하고 의(義)를 존중하는 협사'라고 말한다. 도당(徒黨)을 지어서 같은 무리를 칭찬하지만 그 행동은 말과 같지 않은 사람을 가리켜 "문(文)으로서 친구를 대한다"[13]고 말한다. 사도(邪道)의 마술을 부리어 귀신의 괴이함이라고 구실을 삼는 자는 '신비한 사람'이라고 부른다. 시시한 점술(占術)로 적당히 화복길흉(禍福吉凶)을 말하는 사람은 '미래를 내다보는 명인'[14]이라고 불렀다. 말을 달리게 하여 창을 휘두르고 겨우 한 명의 적을 상대로 한 사람을 '대장의 필두'라고 말한다. 남의 얘기를 들어서 세상에 맞추어 말한 자를 "영재(英才)요, 석학(碩學)이다"고 치켜세운다.

그와는 반대로 본래의 천성이 성실하기도 하지만, 행하는 바도 고상하고, 청렴한 정신을 지닌 데다 기량(器量) 또한 크며, 남에게 아첨하면서 웃음을 팔거나 본심을 버리고 주장한 바를 굽히는 일 따위도 없고, 마음은 서리나 눈처럼 결백하여 적당히 타협하는 일은 없을 뿐만 아니라 정도(正道)에 바탕을 두어 고고하게 자신을 지키며, 거센 바람에 휘어지거나 모진 가난에 꺾이는 일이 없고, 조정에 나가서는 기탄없이 군주의 과실을 간언(諫言)하고, 집에 오면 성실하고 욕심도 없지만 옳다고 생각되는 일이면 가리지 않고 실천하려는 그러한 사람을 가리켜 '헛된 고생만 하는 어리석은 자'라고 비웃는다.

또 아침 일찍부터 밤 늦게까지 국사(國事)를 행하면서 관비(官費)로 밥을 먹지 않고, 제도(制度)를 개선하는 일에 부심(腐心)하는 등 정치에 온 심혈을 기울이는 자를 '그릇이 작은 속리(俗吏)'라고 경멸한다.

그러므로 자기 몸을 소중히 하는 현인(賢人)은 이러한 상황을 알아차리고 멀리 떠나 깊숙히 숨어버린다. 뛰어난 재사(才士)는 자루를 묶듯 입을 다물고 바보 행세를 한다.[15] 중요한 관직에서 소외되어 천대받는 자는 다른 나무를 택하여 날아가고 만다. 제도에 얽매여서 움직일 수 없는 자는 몸을 굽히어 인내심으로 조정에 숨어 산다. 지자(智者)

는 그 비책(秘策)을 말하려 하지 않는다. 용자(勇者)는 용기를 발휘하지 않으며, 충신은 떠나가고 간신(姦臣)들만이 득의에 차 있다.[16)]

사악(邪惡)한 풍조의 물결은 넘쳐 흘러서 도무지 멈출 길이 없고, 널리 터진 거짓의 통로는 막을 길이 없다. 세상이 이쯤 되고 보면 군주는 허수아비가 되고, 백성은 도탄에 빠지기 마련이다. 마침내 도둑이 들끓는 형세가 되지 않을 수 없다.[17)]

환관(宦官)이 군주의 실권을 좌우하여 삼공(三公)이나 구경(九卿)들은 하나씩 죽어 갔다. 충의(忠義)롭고 인망있는 현사(賢士)는 당인(黨人)이란 구실로 체포하여 근절시키니, 천하의 백성들은 애통해 하였고, 죄도 없는 무고한 사람이 화(禍)를 당해야 했다.[18)] 궁정 안의 한 줄기 연기가 천하를 태워버리는 불길로 번지고, 방죽의 작은 구멍으로 스며나온 물이 마침내 온 세상을 뒤덮는 홍수(洪水)로 변하고 말았다. 튼튼한 성곽도 도둑의 무리에게 짓밟히고, 궁전 안의 연못들도 메워지고 말았다.

아무리 한(漢)나라의 정예군(精銳軍)이라 하더라도 적이 몰려오는 먼지만 보고도 기겁하여 산산히 흩어지고, 병사들은 창을 거꾸로 하여 달아나기 바빴다. 적의 화살은 옥좌에까지 날아들고, 마침내 만족의 병사들은 왕궁에서 약탈을 자행했다.[19)] 묘당(廟堂)의 옛 터에는 보리와 수수가 자라고, 옥으로 된 계단에는 개암나무와 냉이가 무성하다. 높은 누각은 여우나 토끼가 사는 숲으로 변하고, 궁문(宮門)은 호랑이나 표범이 다니는 길목이 되어버렸다. 학교는 타

없어져 재만 남고, 백성들은 도탄에 신음하였다.

　국가에 막대한 해를 끼치고 역사를 더럽힐 뿐만 아니라 후세의 사가(史家)들로부터는 한 마디의 칭찬도 들을 수 없이 정(鼎)이나 돌비석에 새겨 기릴 만한 유덕(遺德)도 없다.

　이러한 사태는 도대체 무엇 때문일까? 인재(人才)를 찾지 못했기 때문이다.

■ 譯註

　주1. 천자의 권리를 장악하고.

　원문은 「操弄神器」. 조롱(操弄)은 농락한다는 것, 신기(神器)는 제위를 상속하는 보물 또는 옥쇠. 그러므로 제위 또는 왕권으로 사용된다(班彪 王命論). 조롱신기는 천자의 권리를 마음대로 휘두르는 것.

　주2. ~ 이를 주의하지 않았고

《孔子家語》顔回.

　주3. ~ 원수를 추천한 미담

《韓非子》外儲說左下.

　주4. 王林.

　위(魏)나라 영공(靈公)의 신하. 현자를 추천하여 듣지 않으면 자기의 봉록을 나누어 주었다(《說苑》尊賢).

주5. 方回.

요(堯)시대의 은자(列仙傳).

주6. ～ 돌보아주는 사람은 없다.

정자양이 열자(列子)의 소문을 듣고 그를 맞이하려 했지만, 열자는 이를 거절했다(《列子》說符).

주7. 暴勝之.

폭승지는 한무제(漢武帝)의 명령을 받고 제국을 검찰(檢察)하다가 사형수 속에서 왕소(王訴)를 발견하였다(《漢書》王訴傳).

주8. 번희.

번희는 초왕(楚王)이 지나치게 수렵(狩獵)을 탐하는 것을 보고 육식(肉食)을 끊었다(《列女傳》).

주9. 馮唐.

풍당은 한(漢)의 문제(文帝)에게 용장인 위상(魏尚)의 대우가 부당하다고 간했다(《史記》本傳).

주10. 기린, 추우.

이 두 짐승은 옛부터 어진 짐승(仁獸)으로 불린다.

주11. 산초, 월계수.

두 식물은 향료(香料)로, 귀중했다.

주12. 전국 사호.

전국시대 말기에 네 명의 호걸이 있었다. 즉, 제(齊)나라의 맹상군 전문(孟嘗君, 田文), 위(魏)나라의 신능군 무기(信陵君 無忌), 조(趙)나라의 평원군 조승(平原君 趙勝), 그리고 초(楚)나라의 춘신군 황헐(春申君 黃歇)을 말한다.

주13. 文으로서 친구를 대한다.

《論語》顏淵.

주14. 미래를 내다보는 명인.

知來之妙(지래지묘). 여기서 來之妙는 다가올 신묘한 이치. 즉 妙는 신기(神奇)한 것이다. 따라서 지래지묘는 미래를 내다보는 명인.

주15. 뛰어난 ~ 행세를 한다.

高俊括囊而佯愚(고준괄랑이양우). 高俊은 뛰어난 재사, 括囊은 자루를 묶는 것, 佯愚의 佯은 거짓으로 행동하는 것(欺와 같다). 그러므로 바보 행세를 하는 것.

주16. 충신은 ~ 차 있다.

忠謇離退姦凶得志(충건이퇴간흉득지). 忠謇은 바른 말로 간하는 충신. 姦凶은 간사한 신하. 得志는 생각한 대로 일이 이루어져 만족스러운 것.

주17. ~ 되지 않을 수 없다.

이때 황건적(黃巾賊)이 일어났다. 정치의 빈곤 때문이다.

주18. ~ 화를 당해야 했다.

《後漢書》黨錮傳 참조.

주19. ~ 약탈을 자행했다.

후한 말(189년). 지방 군벌(軍閥)이었던 동탁(董卓)이 환관의 횡포를 문는다는 이유로 낙양(洛陽)을 공격했다. 수도가 함락은 됐지만 동탁의 군사들은 대개가 만족 출신이기 때문에 그 난폭함은 극에 이르렀다. 이어서 원소(袁紹)가 동탁을 치니, 낙양은 불바다가 되고 말았다.

권 34 (吳失) 오실

 오실(吳失)이란 오(吳)나라의 허물을 말한다.
 오나라는 전대인 한(漢)의 정치가 문란하여 결국 나라가 망하고 만 사실을 잘 알고 있었으면서도 위로는 현명한 군주가 없고, 아래로는 어진 신하가 없었기 때문에 나라는 기울어 간 것이었다.
 포박자의 스승인 정 선생(鄭先生)은 오(吳)나라 말년의 가장 심한 병폐는 어진 사람을 중용(重用)하지 않고 때문은 자들만이 관직에 올랐기 때문에 나라의 기강이 문란(紊亂)해지고 대어(大魚)가 법망을 빠져나가는 데 있다고 했다. 한(漢)의 말년에 고질화된 병폐는 역시 오(吳) 대에도 여전히 남아 있었던 것이다. 즉, 세력있는 무리들 사이에서 아첨하고, 반대 세력에 대한 참소의 방법은 아무리 옳고 재능있는 자라도 몰아낼 수 있다는 의식구조에 젖어버린 것이었다.
 이런 의식 속에서는 옳고 그른 것, 악하고 선한 것 등

사리분별이 불가능할 뿐만 아니라 뜻있는 현자나 지자들이 세상을 버리는 결과를 초래하는 것이었다. 따라서 세력만 있으면 법망이라 해도 빠져나갈 수 있는 것이다.

그들은 나라가 번영하고 쇠망한 원인이 무엇인가를 경시하고, 선조의 종묘가 얼마나 중요한가를 망각하고 있었던 것이다. 이렇게 나라가 어지러워지면 자연히 사리(私利)에만 급급하기 마련이고, 구국(救國)의 충정 따위는 내던진 지 오래다. 어떤 수단으로든 요직에 앉아서 축적해야 하고, 자신만 호사하면 된다는 것이었다. 나라가 이쯤 되면 기량이 큰 재사(才士)를 발탁할 이도 없고, 군주는 장님이나 귀머거리가 되어 아무런 실권도 없다.

그러므로 오(吳)나라가 망한 것은 천재지변(天災地變)이 아니라 오나라 스스로가 자초한 것이다, 하고 포박자는 말했다.

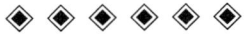

포박자가 말했다.

오(吳)나라 말기에도 비록 시대는 다르지만 후한(後漢)과 똑같은 병폐(病弊)가 있었다. 전 시대의 실정(失政)을 알고 있으면서도 이를 고치지 못했다.[1]

어지러운 나라가 망할 날이 멀지 않은 것을 번연히 알면서도 앞 수레가 전복한 전철을 다시 밟고, 두 개의 머리가 달린 뱀[2]이 뱀딸기를 놓고 서로 물어뜯는 것을 보면서 자신도 같은 재앙을 당하게 된다는 것을 까맣게 잊고 있다.[3]

이(蝨)가 옷 속에 숨어서 느긋하게 즐기면서 그 옷과 함께 뜨거운 물 속에 삶아진다는 것을 깨닫지 못한다고 비웃으면서도 자기도 유사한 위험에 처해 있음을 깨닫지 못하고 있다. 서로 앞을 다투어 강을 건너려다 침몰하는 배를 보면서도, 자신도 비록 길은 다르다 하더라도 마찬가지로 물에 빠진다는 것을 알지 못하고 있다.

나는 진(晋)나라 시대에 태어났기 때문에 직접 볼 수는 없었지만, 나의 스승인 정 선생(鄭先生－鄭隱)께서 몸소 자세하게 보셨다. 언제나 나에게 말씀하시는 것은

"오(吳)의 말년에 가장 심한 병폐는 어진 사람을 중용하지 않고, 때묻은 자들만이 관직에 올랐기 때문에 나라의 기강(紀綱)이 문란해지고 배라도 삼킬 만한 대어(大魚)가 법망(法網)을 빠져나가는 데 있다.

추거(推擧)⁴⁾에는 뇌물을 많이 바친 자가 우선이며, 관직에 오르려 하면 강력한 당파에 속하는 자를 상좌에 앉힌다. 금력(金力)이나 세력이 없는 자는 평생을 가도 희망이 없다. 덕행이 깨끗하고 높은 사람은 아무리 영준하다 할지라도 억지로 끌어내리고, 재질(才質)은 적다 할지라도 세력이 있는 자는 한없이 벼슬이 올라갈 수 있다.

위로는 군주가 혼미하고, 아래로는 신하가 속인다. 유력한 무리에 끼이지 않으면 관직을 얻을 수도 없고, 남을 밀어내지 않으면 승진할 수도 없다. 사리(私利)만을 도모하려는 풍조가 점점 심해지고, 마침내 정직한 도(道)는 무너져 버리고 만다.

여기서 굴뚝새(소인의 비유)가 질풍을 타고 하늘 높이 날

아오르고, 헐어빠진 배가 파도를 넘어 번개처럼 달린다.
이와는 반대로 봉황은 가시숲에 날개를 접으며, 익수(鷁首)
[5]는 웅덩이 속에서 꼼짝 못한다.

 나라의 정치를 보좌하는 대신이나 백성을 다스리는 지방
장관은 황후의 친척이 아니면 아첨하는 무리들뿐이다. 천
자의 과실을 간하는 충성도 없으려니와, 백성의 송사(訟事)
를 재판하는 능력도 없다. 입만으로 떠벌이는 이론은 얼음
과 서리처럼 번드르하지만, 그 실천은 흙탕물처럼 탁하다.
시인이 밥벌레를 풍자(諷刺)한 시[6]에도 부끄러운 기색조차
없고, 《역(易)》에 분수에 맞지 않는 지위에 오르면 적을 산
다[7]는 경고에도 아랑곳하지 않고, 두려운 마음은 추호도
없다.

 남을 칭찬하거나 헐뜯어서 상사의 비위를 맞추면서, 누
에를 치고 길쌈을 하는 일을 대신하며, 백성에 대하여 생
사의 권위를 휘둘러서 밭을 갈던 일을 대신한다. 수레와
의복은 눈에 부시도록 화려하고, 넓다란 집 안에는 온갖
새들이 날아든다. 꾸짖을 때면 천둥보다 더 두렵게 하고,
화복(禍福)을 내릴 때면 귀신보다도 신속하다. 세력이나 권
리는 한 나라의 군주보다도 크고, 축재(蓄財)한 물건은 왕
실보다도 풍요롭다.

 외출할 때면 깃털로 장식한 호위(護衛)들을 거느리며, 집
안에 들면 동자기둥에 옥을 박아 치장한 화려한 방에서 지
낸다. 노비와 하인의 수는 그야말로 일군(一軍)을 이루고,
문을 닫고 있어도 시장만큼 없는 것이 없다. 소유한 소나
양은 들판을 메우고, 그의 논밭과 연못은 천 리에 뻗어 있

다.

 육식(肉食)을 하지 않고 생선을 먹으며, 여러 번 빨아서 색이 바랜 털옷 하나로(사실은 인색하기 때문이다) 주제넘게도 진(晉)나라의 조둔(趙盾)[8]이나 제(齊)의 안영(晏嬰)[9]의 명예를 도용하려 든다. 내심으로는 진(晉)나라의 도간(陶侃)[10]이나 진(秦)의 여불위(呂不韋)[11] 정도의 인물에 비교되어 호부(豪富)를 비난받았으면 하고 바라고 있었지만, 실제로는 그의 부(富)라고 하는 것은 안창후 장우(安昌侯 張禹)[12]나 동현(董賢), 또는 등통(鄧通)[13] 등과 같은 더러운 수단으로 갈취한 것들이었다.

 찾아온 손님에게는 음식 대접도 변변히 하지 않고, 굶주리는 선비에게는 한 되, 한 홉의 시주도 한 일이 없다. 안방에는 황금이 그득하고, 규방마다 기생이나 첩(妾)으로 들어차 있다. 천척의 배에 물건을 싣고 팔러 보내지만, 1만 채의 창고에는 아직도 곡물이 썩고 있다. 정원은 상림원(上林園)[14]인 듯싶고, 건물은 태극전(太極殿)[15]을 능가할 것만 같다. 쌀과 고기는 개와 말이 먹고도 남을 정도이고, 진귀한 보물은 창고의 마룻장이 꺼질 정도이다. 선비에게 대접할 때면 고작 갈대 속 막(膜)보다도 더 엷은가[16] 하면, 자기가 먹는 것은 나무의 속 나이테보다도 훨씬 두껍다.

 법률 서적(法律書籍)이라고는 펴보지도 않은 자가 사법대신(司法大臣)[17]의 자리에 취임한 자가 있다. 책상을 어디에 두어야 할지도 모르는 주제에 요직에 앉는 자가 있다. 오경(五經)의 이름도 모르는 자가 유관(儒官)의 녹을 받아먹는 자도 있다. 한 자의 편지에서 시후(時候)의 인사도 제대로 못 쓰는 자가 역사편찬관(歷史編纂官)의 자리에 있기도 한다. 생각한 바를 쓸 붓도 제대로 가지고 있지 않은 자가 간언(諫言)하는 영직(榮職)에 오르는 자가 있다. 대신들 앞에 나가면, 눈을 아래로 내려 깔고 풀이 죽어 말도 제대로 하지 못하는 자[18]가 관리의 비위 사실(非違事實)을 탄핵하는 자리에 뽑히는 경우도 있다. 인물을 알아볼 만한 안목도 없는 주제에 사람 됨됨이를 감정한다는 얼토당토 않는 일을 맡고 있다. 천시(天時), 지리(地利), 인화(人和)와 같은 병법(兵法)의 기본 지식조차 없는 자가 병영에서 버티고 있다. 몇 번씩이나 패전(敗戰)의 치욕을 당한 자가 아직도 선봉장(先峰將)이란 명예를 유지하고 있다. 콩인지 보리인지도 제대로 구별하지 못하는 자가 외람스럽게도 천자(天子)의 고문으로 앉아 있다.

　그들은 마치 물고기 주제에 용의 모양을 흉내낸 사이비(似而非)들이다. 실제로는 물고기이기 때문에 물을 만나면 더없이 기뻐하나, 물개를 보면 눈물을 흘리고 만다. 그들에게 사형(死刑)을 내리겠다고 위협하거나 성(城)을 살 만한 보물을 준다고 해도, 코뿔소나 무소에게 무딘 창을 휘두르거나 둔한 말을 채찍질하여 바람처럼 달리게 할 능력은 없는 것이다. 그들이라 하여 엄한 벌을 겁내지 않거나, 후한 상을 탐내지 않는 이는 없다. 자기에게 실력(實力)이 없으면 어쩔 수 없는 것이다.

　이와 같은 자들과 더불어 만기(萬機)를 통솔하고 정무(政務)를 바르게 수행하려고 할지라도, 그것은 마치 한 자도 못 되는 배에 만 균(鈞)이나 되는 무거운 짐을 싣거나, 한

되들이 그릇에다 천 종(鍾)이나 되는 물건을 담으려 하는 것이며, 풀강아지에 끈을 메어서 한로(韓盧)나 송작(宋鵲)¹⁹⁾과 같은 명견(名犬)의 활동을 요구하거나, 또 닭이나 오리를 손바닥에 얹어 놓고 매의 역할을 바라는 것과 같다. 무리한 짓이라는 것은 처음부터 알고 있는 터이다.

오(吳)나라 군주(孫皓를 말함)는 이를 생각하지 않고 두려워하거나 삼가하는 일이 없었다. 아첨이나 할 줄 아는 범용한 사람에게 중요한 정무를 맡기고 말았다. 위기(危機)는 화살처럼 빠르게 다가오고, 망국(亡國)의 징후(徵候)는 마치 해와 달을 보는 것처럼 명확하다.

그럼에도 불구하고 자기로서는 세상이 평화로워 마치 요(堯)나 순(舜) 시대의 전성기처럼 태평한 세상이라고 생각하고 있다. 눈은 아름다운 것을 보다가 지쳐버리고, 해야 될 안건은 옳고 그름을 살펴볼 수도 없다. 귀는 음탕한 음악을 듣다가 지쳐서 신하의 말이 옳은지 그른지를 분간할 수조차 없다. 쌀과 비단 등은 급하지도 않은 공사에 다 써 버리고, 굶주리고 추위에 떨고 있는 병사들을 위로할 수 없게 되었다. 마음은 애첩에 빠져서 국가 존망(國家存亡)의 대도를 생각할 여유가 없다. 즉, 나라가 번영하고 쇠망하는 원인이 무엇인가를 경시(輕視)하고 선조의 종묘(宗廟)가 얼마나 중요한가를 망각하고 있는 것이다."

정(鄭) 선생은 또 이렇게 말했다.

"나의 선생인 좌(左) 선생이란 분은 천주산(天柱山)에 은거하고 계셨다. 설령 세간에 계신다 할지라도 녹리(祿利)를 도모하여 제후(諸侯)를 섬기고자 하는 마음은 추호도 없으셨다. 그러나 마음 속에는 고향인 오(吳)나라가 태평하기를 항상 염려하고 계셨다.

어느 날 오막살이에서 분개하여 탄식하시기를 '한(漢)나라는 원래 오행(五行)에 의하면 화덕(化德)에 해당되는 것인데, 이제 그 불길은 꺼져버리고, 대신 토덕(土德)의 왕조가 일어나게 될 것이다.[20] 새로 왕이 되는 것은 오제성좌(五帝星座)[21] 중 황제함추유(皇帝含樞紐)[22]의 혈통을 이어받은 자이며,[23] 순수(鶉首)의 별자리에 있었던 자개성(紫葢星)을 동남방으로 끌어올린 것이다.[24] 이렇게 천명(天命)을 받아서 천하를 다스리고 널리 중원(中原)의 동부를 지배하게 될 것이다. 은혜로운 바람은 다른 나라에도 미쳤고, 군주의 성은은 온 나라에 퍼질 것이다. 만족(蠻族)들까지도 통역을 앞세워 몰려드니 공물 또한 가득해질 것이다. 넓고 높은 덕이 온누리에 가득하게 될 것이다.

이러한 태평한 세월을 이어받아 그 문화를 보존한다면, 전 시대의 정치를 답습하는 것이야 어렵지 않을 것이다.

그러나 오현(五弦)의 거문고 소리는 멈추고, 남쪽의 바람 소리는 불길하게도 사라져버린다.[25] 임금은 신하들에게만 정사를 맡기며 즐거워할 수 없고, 아랫 백성들의 태평가 소리는 어디서나 들을 수 없었다. 용(龍)은 날아가기는 해도 모여들지 않으며, 교룡(蛟龍)은 연못 속에 틀어박힌 듯 모습을 드러내지 않는다.[26] 추우(騶虞)[27]는 어두운 그늘에 몸을 숨기고, 주화(朱華)[28]는 싹은 났으나 자라지 않는다.

음양(陰陽)의 기운은 서로 맞지 않아 춥고 더운 계절이 분명치 못하다. 일월(日月)과 오성(五星)은 흉한 일을 예고

하고, 산과 골짜기가 뒤집혀지는 대지변(大地變)이 일어난다. 겨울에 때아닌 천둥소리가 들리고, 한여름에 서리가 내린다. 평화로운 하늘의 밝은 빛은 사라지고, 사방(四方)의 국경에는 도둑떼를 대비한 성채가 늘어가고, 상서로운 식물은 자라나지 않는다. 태평의 징후인 술샘(酒泉)은 솟아나지 않는다.

 이것은 다름이 아니다. 흉악한 자들이 제거되지 않고, 유능한 신하들이 발탁되지 않으며, 채용된 자들은 모두가 현명하지 않은데도 현인을 기용할 줄 모르기 때문이다.

 한편 기개(氣慨)가 높고 도량이 크며, 비록 베옷을 입지만 마음 속에는 도의를 간직하고 있다. 청정(淸靜)함을 지키며 뜻 또한 고결하여 사물에 대한 욕심을 부리지 않는다. 오탁(汚濁)한 세상에서는 애써 능력을 감추면서, 세상에 대한 욕망을 버리고 만족해 한다. 예의(禮儀)에 어긋나는 일이면 결코 움직이지 않으며, 시기가 오지 않으면 세상에 나가려 하지 않는다. 아무리 곤궁한 처지에 놓인다 할지라도 세상을 원망하거나 후회하는 일은 없다. 천명(天命)에 기꺼이 몸을 맡기어 명성이나 오명 따위에 감동하지 않는다. 비록 출세를 했다 할지라도 즐거운 기색(氣色)이 없고, 야(野)에 물러난다 하더라도 낯색 한번 변하는 일이 없다. 그야말로 이러한 사람은 오두막집 속에서 쓰러지는 한이 있다 할지라도 자기를 팔아 입신(立身)을 하거나, 둘도 없는 목숨을 걸고 하찮은 지위를 다투지 않는다.

 공자(孔子)나 묵자(墨子)의 도(道)라 해도 당시는 전혀 행해지지 못했다. 맹자(孟子)나 양웅(揚雄)도 불우하기만 했다. 덕(德)이 있었음에도 그 시대가 받아들이지 않은 것은 나름대로 이유가 있었을 것이다. 즉, 세간에 이주(離朱)가 없었다면, 흑백(黑白)을 혼효(混淆)했을 것이며, 당세에 관청(菅青)[30]이 없었다고 하면, 명마(名馬)인지 태마(駄馬)인지 분간하지 못했을 것이다. 그렇기 때문에 돌자갈이 금궤 속에 담아지고, 보석 등이 시궁창에 버려진다. 장석(匠石)[31]이 눈에 띄지 않는 곳으로 잠적해 버린다면 아무리 명목(名木)이라 한들 평가받을 수는 없다.

아, 어쩔 수가 없다. 나는 불행하게 태어났다. 슬픈 시대에 태어난 것이다. 내 조국 오(吳)나라가 이미 진(晋)나라의 영토가 되고, 남쪽 백성이 북쪽 나라의 노예로 변한 꼴을 눈으로 보지 않을 수 없구나!'

이렇게 좌(左) 선생의 말이 아직도 귀에 쟁쟁하게 남았는데, 이미 오(吳)나라의 왕(孫皓)은 진(晋)나라에 항복하였다(A.D. 280)."

두 분 선생의 말씀은 앞으로의 역사에 매우 중요한 교훈(敎訓)으로 생각되기 때문에 여기에 기록하였다.

후대(後代)의 사람들에게 오(吳)나라가 망한 것은 결코 천재(天災)가 아니라 오나라 스스로가 자초한 것임을 알리고 싶어서이다. 만약 조국의 잘못된 점을 숨기기만 하고 비난해서는 안 된다고 한다면, 옛날 동호(董狐)[32]는 사실을 있는 그대로 기록한 양사(良史)라는 칭찬을 받을 수 없을 것이며, 가의(賈誼)[33]가 과진론(過秦論)[34]을 썼다고 해서 비난받아야만 될 것이다.

■ 譯註

주1. ~ 이를 고치지 못했다.

知前失之於彼(지전실지어피). 知前은 전 시대의 병폐, 失之於彼는 그 병폐를 고치는 데 잘못이 있다. 즉, 실패했다는 말.

주2. 두 개의 머리가 달린 뱀.

원문은 「枳首」. 이것은 枳首蛇(지수사)를 말하는 것으로, 머리가 두 개인 뱀(爾雅·釋蟲).

주3. ~ 까맣게 잊고 있다.

오(吳)는 손권(孫權)이 죽고(52년) 손량(孫亮)이 그 뒤를 이었는데, 동족인 손침을 세웠다. 이와 같이 왕위를 놓고 형제간에 싸우는 것을 지수사에 비유한 것이다.

주4. 추거(推擧).

원문은 「貢擧」. 재주와 학문이 있는 선비를 중앙 정부에 추천하는 자를 공사(貢士)라 하고, 그러한 공사를 주현(州縣)에서 선발하는 것을 공거라 한다(《舊唐書》選擧志).

주5. 익수.

물새의 일종. 뱃머리에 이 새를 조각하는 경우가 있는데, 주로 천자가 탄 경우이다(《淮南子》本經訓).

주6. 시인이 밥벌레를 풍자한 시.

《詩經》伐檀.

주7. ~ 적을 산다.

《易經》解卦.

주8. 조둔.

신분이 대신(경)이면서도 생선만의 식사로 지냈다.

주9. 안영.

안영은 한 벌 여우가죽으로 만든 옷을 삼십 년이나 입었다.

주10. 도간.

명재상이긴 했으나, 사치스런 생활을 했다.

주11. 여불위.

원래는 하인을 천 명이나 거느리고 있는 호상(豪商)이었으나 대신으로 발탁되었다.

주12. 장우.

한(漢)의 유신(儒臣). 아첨을 잘하는 자로서, 이식(利植)에 능하였다.

주13. 동현·등통.

한(漢)의 아첨하는 신하. 남색(男色)으로 총애를 받고 재산을 모았다.

주14. 상림원.

한(漢)의 어원(御苑).

주15. 태극전.

위(魏)나라의 궁전.

주16. 갈대 속 ~ 엷은가.

원문은「葭莩之薄」. 葭莩(가부)는 갈대 줄기 속에 있는 엷은 막. 얄팍한 일에 비유되고 있다(《漢書》中山靖王傳).

주17. 사법대신.

大理之位(대리지위). 대리는 옛날 형옥(刑獄)의 일을 관장했던 관. 사법관.

주18. 눈을 아래로 ~ 못하는 자.

원문은「低眉垂翼」. 低眉(저미)는 눈썹을 아래로 내려뜬다는 말로, 매우 조심스러운 태도. 垂翼(수익)은 날개를 내린다는 말로, 새가 풀이 죽어 있는 모양. 이 말은 제대로 말이나 행동을 할 수 없는 자의 비유.

주19. 盧鵲之效(노작지효).

盧鵲은 한로(韓盧)와 송작(宋鵲). 모두 명견(名犬)으로, 매우 영리하였다. 效는 본받는다는 뜻. 그러므로 한로와 송작처럼 영리한 개가 되기를 바란다는 말.

주20. ~ 일어나게 될 것이다.

역대의 왕조는 목화토금수(木火土金水)의 어느 한 가지 덕을 가지고 있으며, 그것은 오행(五行)의 순서에 따라서 교대해 간다. 화(火)가 다 타면 재로 되고 마침내 토(土)로 변한다. 그리하여 화덕(火德)인 한(漢)에 이어 토덕(土德)의 나라가 온다는 것인데, 위(魏)나 오(吳)는 서로가 토덕의 나라라고 주장한다. 좌 선생은 오인(吳人)이기 때문에 오를 토덕으로 주장한 것이다.

주21. 오제성좌.

오행의 별.

주22. 황제함추유.

토덕(土德)인 별.

주23. ~ 이어받은 자이며

새로운 왕조의 창시자는 별의 정기(精氣)를 받고 태어난다.

주24. ~ 끌어올린 것이다.

순수(鶉首)는 옛날 진(秦)나라를 지배했던 성좌. 자개(紫蓋)는 새로운 천자의 출현은 혹성으로, 본래는 동남쪽에 있어야 하는 것. 그런데 이 말은 섬서(陝西)에 있는 제왕의 별자리가 동남쪽의 오(吳)로 옮긴 것을 뜻한다. 당시 동탁(董卓)은 후한(後漢)의 수도를 섬서 장안(長安)으로 옮겼었다.

주25. ~ 사라져버린다.

명악사였던 사광(師曠)은 거문고를 타고, 그 소리로 장래의 일을 예견했다. 진(晋)과 초(楚)가 싸우기 전에 사광은 거문고 줄에 느껴 오는 남풍이 힘이 약한 것을 보고 남쪽 초나라가 패할 것을 판단했다(《左傳》襄公十八年).

주26. ~ 드러내지 않는다.

용이나 교룡은 상서로움.

주27. 추우.

태평한 시대에만 출현하는 짐승.

주28. 주화.

태평시대에만 꽃이 핀다.

주29. 이주.

황제(黃帝) 때의 사람으로, 눈이 매우 밝았다.

주30. 관청.

말을 감정하는 명인.

주31. 장석.

옛날 영 지방의 목수.

주32. 동호.

춘추시대 진(晋)나라의 사관(史官).

주33. 가의

한(漢)의 문인.

주34. 과진론.

진(秦)나라를 비방하는 주장.

권 35
(守塉)
수척

수척(守塉)이란 거친 땅을 지킨다는 뜻이다.

본 편은 잠거 선생(潛居先生)이란 인물을 통하여 부귀를 탐하는 사람에게 교훈을 내리는 내용이다.

남들이 버린 땅에 초가집을 짓고 먹을 것도 없는 형편인데도 책만 읽고 있는 잠거 선생을 보고 얄팍한 견식과 서투른 논법으로 선생을 비난하였다.

이에 선생은 사사로운 농업의 이익만 알고 있는 이에게 배우지 못하면 얼마나 큰 손해인가를 풍부한 예를 들어 설명하고 난 다음, 인간의 선호는 일방적으로 강제할 수 있는 성질이 못된다 했다.

세상을 살아가려면 모두가 같은 일을 할 수는 없으며, 각기 해야 될 의무 같은 것이 생기기 마련이다. 그리고 그것은 자신의 이상과 취향에 따라서 선택될 수도 있다. 여기서 선호라는 말이 생기게 된다. 사람이 마음 속에서 목적을 설정하고 이를 행하기로 결심하게 되면, 어느 사이 사명감 같은 것을 가지게 된다.

인류의 문화라고 하는 것은 이와 같은 사명감을 가진 사람들이 노력해 왔기 때문에 이루어진 것이라 해도 과언이 아니다. 역사는 언제나 뒤안길의 역꾼에 의해서 이루어진 것이다.

잠거 선생은 말절을 바로잡으려 하면 반드시 근본을 먼저 바로잡아야 한다고 하고, 부분적인 재주만 보고 함부로 선비의 자질을 평해서는 안 된다고 충고한다.

그리고 자신은 경전(經典)이라고 하는 거친 땅을 개간하여 도덕(道德)이란 곡물의 씨앗을 뿌리려 한다고 역설했다. 그것이 잠거 선생의 사명 의식이었던 것이다.

또 부귀를 탐하지 말라 하고 피의(被衣), 유씨(庾氏), 소광(疏廣), 손숙오(孫叔傲) 등의 욕심이 없는 미담을 설명했다. 한편 욕심을 갖는 자는 우결(牛缺)이나 도답자(陶答子)처럼 마침내 화를 입고 만다고 했다.

욕심이 재앙을 가져온다는 것은 만고의 진리라 할 것이다. 욕심을 갖게 되면 도의 같은 것은 무시하기 마련이고, 도의를 우습게 생각하는 사람은 언제든지 무슨 일이라도 저지를 수 있는 가능성을 가지고 있는 것이다. 세상의 모든 범죄가 욕심이 아닌 것이 없다고 생각하면 스스로 두려움이 앞설 것이다. 세상에 목숨을 잃고 나면 부귀가 무슨 소용이 있겠는가.

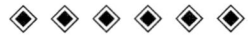

포박자가 말한다.

나의 친구 중에 잠거 선생(潛居先生)이라는 사람이 있다. 초(楚)나라의 손숙오(孫叔敖)가 남과 다투지 않고 남이 싫어한 침구(寢丘)의 땅을 얻은 예[1]를 본받아 어느 메마른 땅을 택하여 그 곳에 초가집 한 채를 지었다. 학문(學問)에 열중하다 보면 자칫 농사에 소홀한 때도 있고, 또한 수확이 부진하기도 하였다. 굶주린 기색(氣色)이 얼굴에 나타난다.

어떤 사람이 이를 비난하면서 말하기를,

"사람은 곡간이 차야만 예(禮)를 알 수 있고, 재물이 넉넉해야만이 남을 도와줄 수도 있습니다. 고상한 인격이라는 것은 여유가 있는 데서 비롯되며, 인색한 성품은 부족함에서 생기는 것입니다. 그러므로 시인도

「십천(十千)은 우(耦)」.[2]

라고 하여 풍요한 수확을 찬양했고, 《서경(書經)》에서는 식(食)과 화(貨)를 팔정(八政)[3]의 첫머리에 두고 있습니다. 혼자라도 부지런히 밭을 갈면 제사를 지내는 재물도 부족함이 없고, 더욱이 친구와 함께 밭을 갈면 정신적인 쾌락을 얻을 수 있는 여유도 생깁니다.

우수한 선비의 생활이란 관직(官職)에 오르면 귀인(貴人)을 벗삼아 남다른 활약으로 고위(高位)에 오르고, 초야에 물러나면 도주공(陶朱公)이나 백규(白圭)[4]와 같이 돈벌이를 합니다. 즉, 관위에 오르면 반드시 패왕(霸王)이 되며, 야인이 되면 반드시 천금의 재산을 모으는 것입니다.

그러므로 옛 사람들은 기름진 논밭을 그 토양(土壤)에 따

라 구분한 다음 각기 알맞는 곡식을 심고, 몸도 사리지 않고 열심히 가꾸었습니다. 콩을 심으면 가지가 휘어지도록 열리고, 채소를 심으면 파란 잎이 무성했습니다. 보리와 기장은 곡간에 가득하고, 창고에 쌓인 쌀가마는 억(億)에 이르렀을 정도입니다. 외출하면 친구들과 나란히 말을 몰아서 사냥을 즐기고 집에 들어오면 제휴(諸侯)와 같은 옷을 입고 진미가효(珍味佳肴)로 만끽합니다.

선생의 지금의 생활을 말한다면 햇살이 비치는 날이면, 구름 같은 먼지가 골짜기를 메울 듯하고, 비가 계속 내리면 홍수(洪水)가 언덕을 넘어 하늘에 닿을 듯합니다. 밭에는 자라는 모종도 없고, 논에는 머리를 쳐든 벼이삭도 볼 수 없습니다. 곡간에는 한 알의 피나 현미도 없고, 부엌은 이미 불을 지피지 않은 지 오래됩니다.

만약 선생이 은둔(隱遁)의 뜻을 관철하는 것만으로 만족하고, 세상의 처신에 미련이 없다고 하면, 수양산(首陽山)에서 굶어 죽은 백이(伯夷), 숙제(叔齊)와 단산(丹山)에서 어려운 생활을 보냈던 월(越)의 왕자 수(搜)[5]의 전철을 밟게 될 것이 뻔합니다. 선생은 어찌하여 그렇게도 태평하십니까?

좋은 기회를 보고도 움직이지 않는 것은 결코 현명하다고 말할 수 없습니다. 편안한 땅에 살면서 옮겨 살려고 하지 않는 것은 서민들의 일반적인 태도입니다.[6] 말린 전복 냄새에 젖어 있는 사람이 난초의 향기를 잊어버리는 것처럼 오랜 혼미 속에서 성품마져 달라지는 것이 아닙니까? 선생은 어찌하여 깨닫는 바가 느립니까. 나는 얼떨떨하여 무어가 무언지 알 수가 없습니다.
　무릇 곤룡포(袞龍袍)[7]는 창이나 화살을 막으려는 의복이 아니며, 고전(古典)은 추위와 굶주림을 구제할 도구(道具)가 될 수는 없습니다.
　어찌하여 별 도움도 못 되는 경학(經學)을 버리고 사방 변두리에 있는 기름진 땅을 찾아 농사에 힘쓰시고, 수확으로 가난이란 병을 고치지 않습니까?"
　잠거 선생이 말했다.
　"무릇 귀머거리에게 정통의 음악과 비속한 음악을 분간하라고 한다면 아무래도 무리이다. 장님에게 빨강과 검정을 구별하라고 해도 그것은 불가능한 일이다. 우물 안 개구리에게 바다가 넓음을 말해봤댔자 알 턱이 없다.[8] 용렬한 속인에게 경학(經學)을 얘기해 준들 무슨 소용이 있겠는가!
　그대는 농업(農業)의 사소한 이익을 알고 있지만 배우지 못한 것이 얼마나 큰 손해를 가져오는 것인지는 알지 못하는 것 같다. 그것은 마치 모래를 주우면서 명옥(名玉)을 버리고, 밝은 것이 촛불이라 하여 태양은 등지고 촛불만을 보려는 것과 같다.
　대체로 인간의 선호(選好)는 일방으로 강제로 할 수 있는 성질이 못된다. 주의 주장이 서로 자리를 바꿀 수 있는 것이 아니기 때문이다. 곤륜(崑崙)의 꼭대기나 숭산(崇山), 화산(華山)에 오르려고 하는 자는 개밋둑에 머무르려고 하지 않으며, 남명(南溟)으로 헤엄쳐 창해(滄海)를 건너 가려고 하는 자는 빗물 웅덩이에 머무를 여가가 없다.

그러므로 구소(九韶)⁹⁾의 맑은 소리에 귀를 기울이는 자는 파인(巴人-초나라 사람)의 음악이 즐거울 리 없고, 소, 양, 돼지 들을 삶아서 일 장 사방의 식탁에서 요리를 먹는 사람에게 씀바퀴(蔡)나 여뀌(蓼) 따위가 맛이 좋다고 하겠는가.

큰 새는 하늘 높이 날아오르지만, 할미새는 쑥덤불 속에서 의기양양하게 날개를 푸드득거린다. 높고 낮은 차이는 서로 다르지만, 역시 나름대로 최고로 날으는 것임에도 틀림없다. 밤중에서 아침까지는 짧은 시간이지만, 조균(朝菌)¹⁰⁾은 그것을 알지 못한다. 하루살이는 홀연히 태어났다가 촌각도 못 되어 황황히 죽어버리지만, 야마(野馬)는 반 년이 되어야¹¹⁾ 비로소 쉬게 된다.¹²⁾ 메기나 붕어들은 강물이 범람하면 언덕으로 밀려 올라가지만, 교룡은 물 밑바닥에서 꼼짝도 않는다.

이와 같이 하는 일이 서로 다르면 상대방의 마음을 알 수가 없다. 나는 명아주도 제대로 먹을 수 없는 입장이지만, 마음은 언제나 요리만 먹는 사람보다도 훨씬 만족하고 있다.

그러므로 열자(列子)는 비록 가난하긴 했지만, 정자양(鄭子陽)의 녹봉(祿奉)에 마음이 끌리지 않았다.¹³⁾ 증삼(曾參)¹⁴⁾은 가난하게 살면서도 진초(晋楚)의 부(富)와 바꾸려 하지 않았다.¹⁵⁾

무릇 사라져 가는 진리를 되찾으려고 하는 사람은 주공(周公)이나 공자(孔子)의 옛 자취를 추구하는 자들이다. 악착같이 이익만을 추구하는 자는 맹자(孟子)가 죄인 취급을 하는 자들이다. 먼 길을 가려고 하는 자는 갈림길에서 양쪽 길을 다 갈 수는 없다. 큰 일을 이루려고 하면 농사일과 학문을 동시에 겸행할 수는 없는 것이다.

  몸은 비록 야위었으나 마음은 항상 느긋하다. 그렇다면 가난한 생활을 어찌 나쁘다고만 하겠는가. 그리고 메마른 땅에 있으면 고생한다. 고생을 하면 청렴을 배우지 않아도 자연히 청렴을 알게 된다. 반대로 기름진 땅에 살면 안락하다. 안락하면 사치(奢侈)를 배우지 않아도 어느 사이 사치에 젖어버리고 만다. 청렴하면 복이 저절로 모여들고, 사치하면 화(禍)가 다가온다. 복이 모여들면 지금은 미미하지만 곧 저명하게 될 것이다. 지금은 쇠퇴하지만 곧 일어설 수 있다. 반대로 화(禍)가 다가오면 당장은 강한 자라 할지라도 머지않아 약해질 것이다. 지금은 무사하지만 불원간 망하고 말 것이다.

  이것은 약속한 것이 아니라 할지라도 반드시 만나게 될 것이며, 불러들인 것도 아니지만 스스로 찾아오는 운명인 것이다.

  그러므로 군자는 말절(末節)을 바로잡으려 하면 반드시 근본(根本)을 바로잡는다. 흐르는 것을 막으려 한다면 그 원류(源流)를 막는다. 그렇게 함으로써 도덕의 효과가 나타나는 사치의 문은 자연히 닫혀지는 것이다.

  태공망(太公望)은 뛰어난 덕이 있었지만 소작인(小作人)으로서는 무능했기 때문에 종자(種子)값도 벌어들일 수 없었다.[16] 순(舜)은 대성인(大聖人)이었지만 어부(魚夫)로서 잡는 물고기로는 그물값도 충당할 수 없었다.[17] 하지만 결국 태공망은 제후(諸侯)에 올라 영구(營丘)에 봉해졌고 순은 이십여 년간 요(堯)를 보필하여 대공을 세웠다. 그러한 사람을 태만하다고 비난하며 부분적인 재주만 보고 그 선비의 자질을 어찌 평가할 수 있겠는가!

　대체로 두 사람이 재물을 나눌 때 적은 쪽을 가지려는 사람을 청렴하다 한다. 나는 지금 천하의 옥토(沃土)를 남에게 사양하고, 이 나라의 가장 좁고 거친 땅에 살면서 안창후(安昌侯)인 장우(張愚)의 호화로운 생활을 버리고 북곽소(北郭騷)[18]의 욕심이 없는 생활태도를 따르려 한다. 욕심만 버린다면 모든 사물이 사소한 것으로 보인다. 어디를 간다 해도 부족한 것이 없다.

　북극성(北極星)은 그 자리를 바꾸지 않기 때문에 모든 별 가운데서 가장 존귀하다 한다. 오악(五嶽)[19]은 움직이지 않기 때문에 모든 산의 우두머리로 군림하고 있다. 귀뚜라미는 펄떡거리기 때문에 귀하지 않고, 새와 물고기는 깊은 곳에 있기 싫어서 밖으로 모습을 드러냈기 때문에 잡히고 만다.

　나는 경전(經典)이라고 하는 거친 땅을 개간(開墾)하여 도덕(道德)이라는 곡물의 씨앗을 뿌리려 한다. 그 밭은 상전(上田)의 토질보다도 훨씬 좋을 것이며, 거기서 거두어들이는 수확은 천지간에 가득히 채워질 것이다. 구태여 보통의 밭만 가꾸려 애쓸 것이 무엇이겠는가.

　옛날에 피의(被衣)는 재화를 땅에 뿌려서 도둑질을 막았다 한다. 유씨(庾氏)는 옥을 깨뜨림으로서 탐욕스러운 사람을 뉘우치게 했다. 소광(疏廣)[20]은 상감으로부터 하사받은 황금을 친척들에게 나누어 줌으로써 자기 자손들이 방탕아가 될 것을 막았다. 손숙오(孫叔傲)는 일부러 메마른 땅을 택하여 남이 욕심을 부릴 것이라는 걱정을 덜었다. 이에 반하여 우결(牛缺)은 진귀한 보석들을 수레에 실었기 때문에 살해되고 말았으며,[21] 도답자(陶答子)[22]는 재산을 지나치게 모았기 때문에 마침내 화(禍)를 초래하고 말았다.

 손해(損害)나 이득(利得)이란 것은 이렇게 분명한 것이다. 이것을 귀감으로 삼지 않을 수 있겠는가."

 이리하여 질문한 사람은 아연하여 말이 없었다. 입을 딱 벌린 채 닫혀지지 않았다. 머리를 쳐들 수가 없었다. 드디어 한숨을 쉬면서 말한다.[23]

 "아—, 저는 비로소 깨달았습니다. 불후(不朽)의 언설을 세우려는 자는 돈 버는 일 따위로 마음의 평정(平靜)을 어지럽히지 않으며, 내려진 휘장 아래에서 학문에 정진하는 사람[24]은 집 뒤에 있는 밭을 살피는 것조차 마음을 가릴 것이라는 생각입니다."

 "그대는 인색한 부(富)로서 나를 끌어들이려고 하지만, 올빼미 새끼가 좋아하는 썩은 쥐고기로 원봉(鴛鳳)[25]을 불러들이고, 게(蟹)를 잡는 계책으로 맹호(猛虎)를 기다리고 있는 것과 같다. 졸렬한 행위가 아닌가. 그대가 지금까지 그것을 몰랐다는 것은 참으로 한심스럽다."

■ 譯註

주1. ~ 땅을 얻은 예.
《呂氏春秋》異寶.

주2. 십천은 우.
耦는 두 사람이 밭을 가는 것. 만 인이라도 두 사람처럼 함께 일한다(《詩經》周頌·噫嘻).

주3. 八政.
식(食), 화(貨), 제사(祭祀), 사공(司空), 사도(司徒), 사구(司寇), 빈객(賓客), 군대(軍隊) 등.

주4. 陶朱公·白圭.
옛날 유명한 부호들.

주5. 王子 搜.
왕이 되는 것을 싫어하여 산 속 굴 속에서 살았지만, 산불이 나서 밖으로 나왔다(《呂氏春秋》貴生).

주6. ~ 태도입니다.
《論語》里仁에, 소인은 땅을 생각한다고 했다.

주7. 곤룡포.
천자의 제복(制服).

주8. 우물 안 개구리에게 ~ 알 턱이 없다.
《莊子》秋水.

주9. 九韶.
순(舜)의 음악. 구악장(九樂章)이 있다.

주10. 朝菊.
하루 아침의 수명밖에는 없는 식물.

주11. 야마는 반 년이 되어야

　원문은 「野馬六月……」. 이것은《莊子》소요유의 비유로 사용된 것이 확실한 듯한데, 野馬는 다른 서술에 이용된 것. 반 년을 계속 나르고 쉰다는 것은 鵬(붕)이다.

　주12. ~ 비로소 쉬게 된다.

　이상은《莊子》逍遙遊.

　주13. ~ 마음이 끌리지 않았다.

《列子》說符.

　주14. 曾參.

　공자의 제자.

　주15. ~ 바꾸려 하지 않았다.

　증삼은 진(晋)으로부터 상경(上卿)의 자리를, 초(楚)로부터는 영윤(令尹)으로 맞아들이겠다고 했지만, 받아들이지 않았다.(《韓詩外傳》一).

　주16. ~ 종자값도 벌어들일 수 없었다.

《戰國策》秦.

　주17. ~ 그물값도 충당할 수 없었다.

　남에게 낚시터를 양보하였기 때문이었다. 그러기를 즐긴 것이다.

　주18. 北郭騷.

　제(齊)나라의 의사(義士). 어부나 구두수선으로 모친을 봉양했다(《呂氏春秋》士節).

　주19. 五嶽.

　태(泰), 화(華), 곽(霍), 항(恒), 숭(嵩) 등 오대산.

　주20. 疏廣.

《漢書》本傳.

주21. ~ 살해되고 말았으며

《列子》說符.

주22. 陶答子.

원문에는 「陶谷(도곡)」인데, 陶答의 잘못. 陶答子는 《列女傳》에 보인다. 덕도 없으면서 3배의 부(富)를 축적했고, 아내의 간언도 듣지 않아, 결국 화를 당하고 말았다.

주23. ~ 한숨을 쉬면서 말한다.

원문은 「慨而嗟乎始悟」인데, 말의 내용이 무엇인지 불명하다. 이에 대한 뒤의 선생의 말에 대응시켰다.

주24. ~ 학문에 정진하는 사람.

한(漢)의 동중서(董仲舒).

주25. 원봉.

대나무 열매 이외는 먹지 않는다.

권 36
(安貧)
안빈

    안빈(安貧)이란 가난 속에서도 편안하다는 뜻이다.
    무릇 가난이란 싫다는 대명사(?)처럼 들리는 말이라 할 것이다. 가난에서 빚어진 슬픔과 고통은 인류 역사의 뒤안길에 애사(哀史)를 남기기도 하고, 때로는 엄청난 사회적 불안까지도 초래할 때가 있다. 그러나 가난이 해결되면 곧 행복하다고 말할 수는 없다. 가난을 면하고자 하는 것은 인간의 최소한의 욕구에 불과하기 때문이다.
    다시 말하면 가난을 면하고자 하는 마음은 인간이 생존하는 데 필요한 만큼의 생리적 갈증을 메꾸기 위한 것이며, 그것을 충족하지 못하면 오각(五覺)이 마비될 뿐만 아니라 인간의 정신마저 혼미한 세계로 몰고 가기 때문이다. 따라서 가난에 대한 욕구도 각자 다를 수 있으며, 그것을 극복하는 마음도 사람에 따라 차이가 있을 것이다.
    본 편의 내용은 가난한 생활 속에서도 경서(經書)를 탐독하여, 그 속에 나오는 성현의 말씀과 진리를 터득하여 즐거워하는 낙천 선생(樂天先生)이란 선비와, 재능과 기량을 다하여 사회와 국가에 이바지하여 스스로 영달을 꾀하고자 하는 우속 공자(偶俗公子) 사이에서 펼쳐지는 얘기이다.

우속 공자는 재능이나 수완을 가진 자라면 오래도록 빈천(貧賤)의 지위에 머물지 않으며, 달인(達人)은 임기응변(臨機應變)을 할 줄 알기 때문에 위대한 것이라 주장하고, 범려가 월왕 구천(句踐)을 도와 패자로 만든 일이며, 서경(書經), 시경(詩經) 혹은 역경(易經) 속에 나오는 부(富)에 대한 명언을 빌려 은근히 낙천 선생을 면박한다. 즉, 부력(富力)이 없으면 만사가 되는 일이 없다는 한 말(漢末)의 퇴폐적 풍조를 역설하면서, 헛되이 경서만 읽은들 무슨 소용이 있겠느냐는 것이었다.

이에 대한 낙천 선생의 주장은 사뭇 달랐다. 부귀(富貴)라는 것은 자기 마음 속에 있는 것이지, 헛된 공명이나 영달에 있는 것이 아니라는 말이다.

사람이 절조(節操)를 지키고 분수를 알면 천하에 그보다 더한 부귀는 없으며, 그보다 마음이 편한 일은 없다는 것이다. 시류(時流)에 쫓아서 일시의 부귀와 영달을 누린다 해도 마음이 편치 않다면 그것은 차라리 고통이 될 수는 있을지언정 행복은 될 수 없으며, 부모님이 내려주신 귀중한 몸을 까닭도 없이 망치는 꼴이 되고 만다는 주장이다.

본시 인간의 행복이란 마음의 평정에서 비롯되는 것이며, 외형상의 영달에서 오는 것은 아니다. 비록 가난 속에서 산다고는 해도 만족한 마음을 가진다면 행복한 삶을 누릴 수 있다 할 것이다.

❖ ❖ ❖ ❖ ❖ ❖ ❖

포박자가 말했다.

옛날 한(漢)나라의 덕(德)이 쇠미해지자 군웅(郡雄)이 사방에서 일어나 용과 호랑이처럼 서로 다툼으로서 천하는 마침내 위(魏), 오(吳), 촉(蜀)의 세 나라가 정립(鼎立)하는 형세에 이르렀다.

그때 낙천 선생(樂天先生)이라는 사람이 있었다. 그는 전란(戰亂)을 피하여 쑥 열매처럼 정처없이 전전하면서 민산(岷山), 익주(益州)[1] 등지로 떠돌아 다니고 있었다. 처음에는 촉(蜀)의 허정(許靖)[2]과 친해졌고, 후에는 제갈공명(諸葛孔明)과도 아는 사이가 되었다.

그러나 본시 사람됨이 바른 말을 잘하고 행동이 방정한데다 남과 잘 어울리지 않기 때문에 세간의 사람들은 그를 꺼리고 멀리 하였다. 아무리 허공(許公)이나 제갈공명과 친한 사이라 할지라도 대중의 태도에 억지로 모나게 할 수는 없었다. 때문에 선생은 오두막집에 틀어박혀 홀로 지내는 신세가 되었다.

나이는 점점 늘어서 만년이 되었지만, 그 신분은 여전히 평민으로 달라지지 않았다. 당시의 군주는 현명(賢明)한 인재를 찾고 있었지만, 선생에 대해서는 듣지도 알지도 못했고, 요직에 있는 신하들도 그를 추거(推擧)하지 않았다. 그는 다만 골목 안에 숨어 새끼로 엮어맨 오두막에서 조용히 지낼 뿐이었다. 조정에 나아가 천하를 다스리는 것도 아니고, 초야에 있다고는 하나 생계를 잊은 지 오래였다. 명아

주의 식사마저 때때로 거른다. 아침을 겨우 먹었다 하면 저녁은 먹을지 의문이다.

　그러던 어느 날 우속 공자(偶俗公子)³⁾라는 자가 찾아와서 비난하여 말했다.

　"내가 들은 바로는 이윤(伊尹)이나 태공망(太公望)⁴⁾ 정도의 재능을 가진 자는 오래도록 빈천(貧賤)한 지위에 머물지 않으며, 의돈⁵⁾ 같은 수완을 지니고 있는 자는 언제까지나 굶주리며 추위에 떨고 있지는 않습니다. 달인(達人)은 임기응변(臨機應變)을 할 줄 알기 때문에 위대한 것입니다. 지혜가 있는 자는 어떤 경우라 하더라도 곤궁하지 않기 때문에 지혜가 있음을 알 수 있습니다. 그러므로 범려는 오(吳)나라를 멸망시키어 월왕(越王) 구천(句踐)을 천하의 패자(覇者)로 만들어 놓았으며, 당대의 비할 자가 없는 명보좌(名輔佐)가 되었지만, 관에서 물러난 뒤에는 돈을 벌어 수만금의 재산을 모았습니다.

　무릇《서경(書經)》에, 가난(貧)은 여섯 가지 불행 중 하나에 들어가며, 부(富)는 오복(五福)⁷⁾ 중 하나로 손꼽히고 있습니다.《시경(詩經)》에도,

「가(哿) 하도다, 부인(富人)은?」

이라 했고, 또《역경(易經)》에도,

「무엇으로 사람을 모을 것인가? 바로 재⁸⁾(財)다.」

고 하여 재물(財物)을 중히 여기고 있습니다.

　구수한 미끼를 낚싯줄에 드리우면 전어나 상어들이 저절로 모여듭니다. 현상액(懸賞額)이 많으면 용사들은 분전하기 마련입니다. 사마상여(司馬相如)가 일찍이 속곳 하나만

걸치고 술항아리를 씻던 천한 처지에서 붉은 깃발을 꽂은 마차에 오르는 귀한 신분이 된 것도 황금 덕택이며,[9] 진평(陳平)[10]이 문 대신에 거적을 드리운 가난한 생활에서 곡역후(曲逆侯)로 봉해진 높은 신분이 된 것도 필요한 돈을 애써 벌었던 결과입니다. 여불위(呂不韋)[11]가 십만 호의 거대한 영지를 받게 된 것도 돈을 뿌렸기 때문입니다.[12] 하향(下鄕)[13] 땅의 한 역참(驛站)의 관리는 인색하여 젊은 한신(韓信)에게 먹을 것을 주지 않았기 때문에 한신이 출세한 후 수모를 당해야 했고, 세탁부만은 한신에게 식사를 제공할 여유가 있었기 때문에 훗날 천금의 사례(謝禮)를 받게 된 것입니다.[14]

선생은 범려에 버금할 기략(奇略)도 없을 뿐만 아니라, 경서(經書)에만 열중하여 식량이 떨어지는 것도 잊고, 헛된 명성만을 바라며 교묘한 말로 관직에 오르는 것을 부끄럽게 생각하여 자기를 팔아서 영예를 얻으려 하지 않으며, 마치 태공망(太公望)이 사냥을 나온 주문왕(周文王)을 만나게 된 예를 본받아 백년 하청(百年河淸)을 기다리고 계십니다. 열자(列子)처럼 굶어서 파리해진 얼굴이지만, 정신을 맑게 하여 육체를 잊어버릴 수 있는 경지에까지는 아직도 요원합니다.

그것은 마치 명마(名馬)를 그려 놓고 그것으로 걸어가는 노고를 대신하려 하고, 먼 바닷물을 가리키며 갈증을 해소하고, 높은 산꼭대기에서 어망을 펼치며, 높은 나뭇가지에서 낚싯줄을 드리우는 것과도 같은 것입니다. 자신으로는 적당한 것이라 생각할지 모르나, 역시 세상 물정에 어두운 것이라고 말하지 않을 수 없습니다. 공로(功勞)라는 것은 살아 있을 동안에 세워야 되는 것이며, 사후에 영예란 것은 있을 수 없습니다.

지금 천하는 갈라지고, 영웅호걸들은 무력으로 서로 다투고 있습니다. 위선자(僞善者)들이 하늘을 속이고, 야만인(野蠻人)들이 나라의 명맥(命脈)마저 끊으려 하고 있습니다. 노마(駑馬)가 머리를 나란히 하고 길을 질주하며(둔재도 출세한다), 승냥이와 여우들이 이빨을 드러내고 서로 맞싸우고 있습니다(탐욕한 자가 이권을 다툰다). 정치의 요로(要路)에 있는 자들이 팔을 걷으며 자기 지위에 대한 불만을 털어놓고, 아무런 지위도 못 가진 선비들이 세상 풍진 속에 휩쓸려 출세의 지름길로 달리고 있습니다.

유가(儒家)들은 왕도(王道)를 버리고 패자(覇者)의 술을 닦으며, 서생(書生)은 사과(四科)에 대한 수행을 아랑곳하지 않고, 현지의 명사들에 의한 월단평(月旦評)[15]에만 신경을 모읍니다.

재산이 있는 자는 시골에서도 등용되지만, 지반(地盤)이 없는 자는 조정에서 밀려나고 맙니다. 돈이 있는 자는 궁문(宮門)을 열고 묘당(廟堂)으로 오르며, 우국(憂國)의 책(策)을 주장하는 사람은 원수를 만들어 진흙 속에 버려지는 꼴이 됩니다. 뇌물을 많이 바치는 자는 자갈이나 개와장도 보석이 되며, 바치는 물건이 적은 자는 준마(駿馬)라 할지라도 숲속에 버려집니다. 또 패거리가 많은 사람은 질풍을 타고 구름 위로 오르며, 사교가 적은 사람은 발을 저는 자라처럼 물 속에 잠겨지고 맙니다.

대체로 한덩어리 진흙으로는 팽려[16]의 범람을 막을 수 없습니다. 마찬가지로 한 사람의 현자(賢者)가 어찌 노도(怒濤)처럼 흘러가는 타락(墮落)의 풍조를 돌이킬 수 있겠습니까!

　지금 선생은 한 푼의 여축도 없어서 세상에 나가려 해도 선물 하나 마련할 수 없을 것입니다. 단지 용이나 봉황처럼 고상하고, 호랑이나 표범 같은 아름다운 문장을 지니고 있어 노도(怒濤)와 같이 토로(吐露)하고, 비단수처럼 펼쳐낼 수 있다 할지라도 작은 모옥(茅屋) 속에서 추위와 굶주림에 시달리니, 그 얼마나 가련한 신세입니까?

　어찌하여 가벼운 배를 물 위에 띄워서 빠른 배에 몸을 맡기고 멀리 달리며, 순풍에 돛을 올려 멀리까지 달려서 남극과 북극의 진귀한 물건들을 교역(交易)하며, 구의산(九疑山)[17]의 황금이나 보옥 등을 거두어들이어, 그것으로 최열(崔烈)[18]의 출세방법을 모방하여 당세의 높은 작위(爵位)를 얻으려 하지 않습니까?

　다만 심신(心神)이 지치도록 저술만 한다 해서 어찌 빈고(貧苦)를 벗어날 수 있겠습니까. 명성을 위해서 몸을 괴롭히는 것이야말로 일찍이 노자(老子)도 비웃던 일[19]이 아닙니까?"

　낙천 선생(樂天先生)이 대답했다.

　"육경(六經)[20]을 모두 갖추고 팔색(八索)[21]마저 연구할 수 있는 경지에 들어간다면, 이것이야말로 더할 나위 없는 부(富)가 된다. 붓을 휘둘러 아름다운 문장을 짓고 도덕적인 가르침을 영원히 남길 수만 있다면, 이야말로 세상에 다시 없는 귀한 신분일 것이다. 이렇게 도덕을 탐구하다가 내 스스로 도덕에 젖어버린다면, 그것 말고 내 생활은 따로 없을 것이다.

깊은 연못에 살면서 영혼(靈魂)을 기르고, 만물을 도외시(度外視)하여 마음 속에서 만족을 얻는다. 가파른 세상길에 티끌을 잊고, 깊은 침묵 속에서 정신을 맑게 한다. 창 밖을 내다보지 않아도 우주의 신비를 알 수 있고, 성인(聖人)의 미묘한 말을 판독해본다 할지라도 망설일 것이 없다. 예를 들어 삼공(三公)의 자리를 마련한다 해도 의연히 그 태도는 변하지 않는다. 어찌 빈궁(貧窮)함을 슬퍼하며, 작은 장사치들과 이익을 다투며, 범용한 도배들과 출세를 다툴 수 있겠는가!

그대는 장사를 하면 보물을 늘릴 수 있고, 농사를 지으면 굶주림을 면할 수 있다는 것만 알고 있을 뿐, 사슴을 쫓는 자는 토끼를 뒤돌아보지 말아야 하고, 먼 길을 가는 사람이 늦어진다는 사실은 모르고 있다. 태공망(太公望)이 고기를 팔다가 백발이 되어서야 비로소 문왕(文王) 앞에 기책(奇策)을 말했다.

만 균(鈞)의 무게가 되면 아무리 돌풍이 분다 해도 꼼짝하지 않는다. 소(韶)의 음악이라 할지라도 마지막인 제9장까지 가지 않으면 봉황이 하늘에서 내려와 춤을 추지 않는다.[22]

그러므로 회오리바람을 타고 창공을 날아오르는 큰 새는 쑥가지 끝에 앉는 정도로는 만족하지 않는다. 튼튼한 다리로 6만 리의 산을 오르는 말은 절름발이 말의 무리와는 경주하려고 하지 않는다. 부모에게 효도하는 자는 부모로부터 물려받은 몸을 상하게 하는 위험한 곳에 가까이 가지 않는다. 그러므로 악정 자춘(樂正子春)은 계단을 내려갈 때마다 마음이 두근거렸다.[23]

지혜가 뛰어난 자는 얻기 어려운 보물이라 해도 귀하게 여기지 않는다. 그러므로 요(堯)나 순(舜)도 황금과 옥을 미련없이 버렸고,[24] 철인(哲人)은 화(禍)를 미연에 방지했으며, 지자(智者)는 교묘한 말을 들으면 동시에 스며드는 해를 먼저 생각하였다.

그런데도 불구하고 그대는 나에게 배를 띄우라고 수다를 떨고, 부유한 생활을 하라고 권고하고 있다. 수후(隋侯)의 구슬로 참새를 맞추어 떨어뜨리고,[25] 호랑이 아가리에 손을 넣어서 씹고 있던 고기를 가로채라고 말한다. 부모가 남긴 소중한 몸을 끝도 모르는 위험 속에 빠뜨리게 하고, 거친 파도를 헤치고 멀리 여행하라 했다.

신체발부(身體髮膚), 이것은 부모로부터 받았다. 감히 훼손(毁損)할 수 없음은 효(孝)의 시작이다.[26]
라고 하는 교훈을 망각하고, 바라기 어려운 억지를 감행한다. 만에 하나라도 폭풍이 휘몰아쳐서 바위가 무너지고 나무가 뽑혀 넘어지거나, 돌들이 사방으로 날아가고 거센 물결이 산마루로 치솟아올라가는가 하면, 하늘 높이 용솟음치는 파도에 작은 배들이 티끌처럼 떠다니는 그러한 상태에 이른다면, 이미 울어도 슬퍼해도 소용없게 된다. 그리하여 옛날의 달인(達人)들이 멀리 앞을 내다보고 있었다는 것을 깨닫게 될 것이다.

옛날 안회(顔回)나 민자건(閔子騫)²⁷⁾은 청빈하게 살았기 때문에 고사(高士)라 불리었고, 진평(陳平)은 돈이 없었기 때문에 오직(汚職)의 혐의를 면할 수 있었다.²⁸⁾ 한편 조광한(趙廣漢)²⁹⁾은 돈에 지나친 욕심을 부렸기 때문에 몸을 망쳤고, 우결(牛缺)은 재물을 수레에 싣고 가다가 강도에게 살해당하고 말았다. 필부(匹夫)는 보석을 몸에 지녔기 때문에 죽음을 당하고, 은호(銀狐)는 아름다운 모피(毛皮)를 지녔기 때문에 잡혀 죽게 된다.

지금 그대는 나에게 도둑질하는 법을 배워서 저축하라 권하고, 강도를 불러들이는 것과도 같은 계책을 가르치고 있다. 헌배(獻杯)한다고 말하면서 독주를 권하는 것은 상대방의 장수(長壽)를 축하하는 충심이 되지 못한다.

무릇 선비라고 하는 것은 삼분(三墳-상고의 서)을 황금이나 주옥(珠玉)같이 하고, 오전(五典-고대의 서적)을 금(琴-거문고)으로 하고, 경서(經書)를 종(鍾)과 태고(太鼓)로 하며, 제자백가를 생황(관악기의 일종)으로 삼는다. 진정한 도(道)를 맛보고자 하는 자에게는 언론(言論)으로 배가 부르게 하고, 덕(德)에 취하고자 하는 사람에게는 술대신 도의(道義)를 잔뜩 마시게 한다. 세속을 높이 초월하여 수억 년 후에까지도 명예를 날린다. 이제 아무도 따를 수 없으리만큼 먼 곳까지 달려가고 있는 것이다. 이제 돈벌이를 하고자 마음을 더럽힐 수 있겠는가?

대체로 많이 모은 자는 그만큼 손실도 크다. 겸손함을 좋아하는 자는 가득 차는 것도 두려운 법이다. 야광주(夜光珠)가 들어 있는 조개는 다른 조개보다 먼저 쪼개지고 만다.

뒤집혀진 수레의 자욱을 따라가는 수레는 역시 뒤집혀지고 말 것이다. 짐을 많이 실은 배가 가라앉을 수밖에 없듯이, 욕심이 많은 자는 죽고 마는 법이다.

　이것은 비록 범인이라 할지라도 조심할 터이지만, 덕이 높은 사람이야 어찌 그런 일을 잊을 수 있겠는가."

　말을 듣고 있던 자는 어찌할 바를 모르고,

　"제발 문하생의 말단으로라도 거두어 주시옵소서. 방금 말씀하신 교훈은 장생(長生)을 위한 금언(金言)으로 보물처럼 길이 간직하겠습니다."

하고 말했다.

■ 譯註

　주1. 岷山, 益州.
　　모두 사천성(四川省)에 있는 지명.
　주2. 허정.
　　유비(劉備)의 태전(太傳).
　주3. 偶俗公子.
　　세속을 따라서 살아간다는 의미.
　주4. 伊尹·太公望.
　　은(殷)·주(周)의 명신.

주5. 의돈.

옛날의 부호.

주6. 여섯 가지 불행.

약사(若死), 병(病), 우(憂), 빈(貧), 추(醜), 약(弱).

주7. 五福.

수(壽), 부(富), 건강(健康), 유호덕(攸好德), 노종명(老終命) 등 다섯 가지 복(書經·洪範).

주8. ~ 재이다.

《易經》繫辭下.

주9. ~ 황금 덕택이며

사마상여(司馬相如)는 한(漢)의 문인. 과부인 탁문군(卓文君)과 함께 달아나 주점을 냈는데, 장인이 쇠약하여 돈을 댔고, 얼마 후 무제(武帝)로부터 재능을 인정받게 되었다.

주10. 陳平.

한(漢) 초의 모신.

주11. 呂不韋.

진(秦)나라의 대상인. 시황제의 부친을 도와주었다.

주12. ~ 때문입니다.

주발(周勃)은 한(漢)의 장군. 모반의 혐의를 받고 감옥에 갇힌 바 있는데, 옥리(獄吏)에게 천금을 주고 답변의 요령을 배우게 되었다.

주13. 下鄕.

회음군(淮陰郡)의 현명.

주14. ~ 것입니다.

《史記》淮陰侯傳.

주15. 月旦評.

후한(後漢)의 허소가 매월 초하루에 인물평을 한 데서 부터 시작했다.

주16. 팽려.

대호(大湖)의 이름.

주17. 九疑山.

호남성(湖南省)에 있는 산 이름.

주18. 崔烈.

진(晋)나라 사람. 금력(金力)으로 대신에까지 출세하였다. 구리냄새가 난다고 한다.

주19. ~ 비웃던 일.

《老子》四十四章.

주20. 六經.

여섯 가지 경서. 즉, 역(易), 서(書), 시(詩), 예(禮), 악(樂), 춘추(春秋).

주21. 八索.

태고의 서적.

주22. ~ 춤추지 않는다.

순(舜)이 음악을 연주하면 봉황이 날아와서 춤을 추었다.

주23. ~ 두근거렸다.

자춘(子春)은 증자의 제자. 계단에서 다리를 다친 것을 불효라 생각하고 몇 달 동안 두문불출했다(《禮記》祭義).

주24. ~ 버렸고

《新語》術事(술사)에 요순(堯舜)의 일이라 한다.

주25. ~ 떨어뜨리고

중요한 몸과 보잘 것 없는 물질과를 바꾼다.

주26. ～ 효의 시작이다.

《孝經》.

주27. 顔回·閔子騫.

모두 공자의 제자.

주28. ～ 면할 수 있었다.

《史記》世家.

주29. 趙廣漢.

한(漢)의 경도소사대(京都所司代).《漢書》本傳.

권 37
(仁明)
인명

　세상에는 마음은 더없이 어질지만, 사람을 다스리거나 어려운 일을 처리함에는 서투른 사람이 있다. 마음은 호인(好人)이라서 친구들이나 세상 사람들에게 칭찬을 받으면서도 학문에는 그 깨침이 더디고 이치를 터득함에 무딘 사람이 있다.
　반면, 성질이 곧고 융통성도 없어 보이지만, 일단 일을 맡으면 척척 처리하고, 단체나 사회적인 활동에서 어려운 일을 무난히 수행해 가는 사람이 있다.
　사람이 살아가는 데는 어진 마음도 중요하지만, 총명한 머리도 필요하다. 가급적 이 두 가지를 모두 가지면 좋겠다는 것은 누구나 바라고 있는 것이라 할 것이다. 이와 같은 어진 마음을 인(仁)이라 하고, 총명한 머리를 명(明)이라고 한다.
　포박자는 하늘은 명(明)과 인(仁)을 모두 지니고 있지만, 땅은 인(仁)만을 가지고 있을 뿐이라 했다. 따라서 명(明)

은 인간이 억지로 가지려고 한다 해서 얻을 수 있는 것이 아니며, 인(仁)은 사람의 노력에 따라 가질 수 있다는 것이다.

본 편은 명(明)과 인(仁)에 대한 전통적인 사고방식으로, 매우 흥미있는 명재들이라 하겠다. 인간의 총명을 연마할 수 있는 것인지는 아직까지 확연한 이론이 없다고 보면, 호기심이 생긴다.

명(明)이란 해와 달을 의미하는 것으로 밝다는 뜻이고, 불빛이 밝다는 의미뿐만 아니라 머리가 밝다, 총명하다는 뜻까지 포함되어 있다는 것은 확실히 도가적(道家的)인 사고방식이라 할 수 있을 것이다.

사람이 사물을 밝게 보려 할 때 우선 마음을 진정해야 한다고 한다. 즉 사리나 욕심 같은 감각(感覺)에서 오는 모든 잡욕을 버려야 된다고 보는 것이다. 확실히 마음이 진정되었을 때의 생각은 밝아지는 것 같다.

인간의 정신을 눈에 있다고 보는 사람이 있다. 눈은 명(明)의 지표가 된다는 것이다. 때문에 너무 크게 뜨면 마음이 산란해지고, 또 아주 감아버리면 둔해져서 적당히 눈을 뜨고 바른 자세로 앉아서 마음을 가다듬으면 모든 것을 훨씬 밝게 볼 수 있다.

부처님이나 노장자(老莊子)의 수도는 이러한 점을 일찍 간파하신 것이라는 생각이 든다.

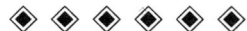

포박자가 말했다.

나의 문인(門人)들이 모여서 인덕(人德)과 명덕(明德) 중 어느 것이 더 중요한가에 대해서 토론하였다. 토론은 저마다 의견을 고집하고 있어서 좀처럼 결론(結論)이 나지 않았다. 결국 나에게 상담(相談)하기에 이른 것이다. 나는 다음과 같이 대답했다.

해와 달, 그리고 별들이 매달려 빛을 드리우는 것은 하늘이다. 무수한 만물을 받치고 있는 것은 땅이다. 하늘에는 인(仁) 뿐만 아니라 명(明)도 함께 있다.[1] 땅에는 인(仁)은 있으나 명(明)은 없다.[2] 이것으로도 하늘과 땅의 높고 낮음을 뚜렷이 알 수 있다.

사람들 중에서 오직 성인(聖人)만 하늘과 일치하는 덕(德)을 갖출 수 있다. 그러므로 《서경(書經)》의 요전(堯典) 서두에서 요 임금의 덕에 대해 〈흠명(欽明)〉이라 하여, 공손하고 총명(聰明)함을 칭찬하고 있다. 공자(孔子)도 그가 지은 《효경(孝經)》의 첫 장을 〈개종명의장(開宗明義章)〉이라고 이름하고 있다.

明明在下하며,
赫赫在上이니라.
(밝게 땅 위에 계시며,
빛나게 하늘에도 계시네.)[3]

함은 한 나라의 원수(元首)에 대한 존칭이며,

旣明且哲하여
以保其身이며
(밝고 어질게 그의 몸을 보전하며)⁴⁾

라 함은 옛 군자들의 생활방식이었다.

하늘을 나는 새와 땅을 기는 짐승마저도 인(仁)의 마음을 가지고 있다. 깊고 은은한 애정(愛情)은 새끼를 기르는 속에 가득하고, 울음소리 속에는 동아리의 죽음을 슬퍼하는 마음이 섞이어 있다.

그러나 함정에 빠져들고 있어도 그것을 의심하지 않고, 그물에 걸리기 전까지는 잡힐 것을 깨닫지 못한다. 인(仁)은 있지만, 명(明)이 없는 것이다. 그러므로 화(禍)를 당하여 실패하고 만다.

불을 피워서 날것을 먹던 것을 고쳐 익혀 먹고, 집을 지어서 나무 위나 굴 속의 생활을 면하며, 곡식을 심어서 독초(毒草)를 먹지 않도록 하고, 의복을 지어 입음으로써 알몸에 문신을 새기는 일이 없도록 하며, 배를 만들어서 노를 저어 강을 건너고, 소나 말을 길들여서 무거운 짐을 싣게 하여 걸어가는 노고를 덜게 하며, 상하의 신분을 정하여 전란(戰亂)을 진압하며, 무기를 발명하여 적의 침략에 대비하고, 문자(文字)를 만들어 나라 일을 다스리고, 예법을 정하여 풍속을 단속하는 것 등 이 모든 일들은 대명(大明)에서 나온 것들이며, 편협한 사람으로는 도저히 해낼 수 없는 것이다.

대체로 인(仁)은 마음과 일치한다. 그러나 나라를 다스림에 있어서 명(明)이 없다면 멸망의 위기에 놓인 재난을 막을 길이 없다는 것을 알 것이다.

성쇠(盛衰)를 미연에 짐작하고, 무형(無形) 속에서 길흉(吉凶)을 미리 탐지하며, 화(禍)와 복(福)의 인연을 도리 밖에서 깨닫고, 뿌리가 자라기 전에 위란(危亂)을 막을 수 있는 것은 명(明)에 의한 것이다.

아무리 벌레라 할지라도 측은한 마음이 들고, 수모를 당해도 반항하지 않으며, 도살장에 끌려가는 소를 가련하게 여겨서 양으로 바꾸고,[5] 길에 난 갈대를 피하여 밟지 않는[6] 것은 모두가 인(仁)에 바탕을 둔 것이다.

그러므로 명(明)을 재능이라고 하면, 인(仁)은 행위가 된다. 자신을 죽이고 인(仁)을 행하는 것은 마음만 있으면 가능한 일이지만, 깊숙히 숨어 있는 명(明)을 찾아내는 일은 간단히 빌려 올 수가 없다. 한쪽은 대범한 것이고, 한쪽은 정치(精緻)한 것으로, 그 차이는 현격하다.

대체로 남에게 참을 수 있는 인(仁)의 마음만 있고, 선악을 분간할 수 있는 명(明)이 없다고 하면, 마음이 현란하여 그 진위(眞僞)를 파악할 수 없다. 그릇되고 옳바름에 대한 분간도 못하고, 안전(安全)하고 위태로운 것을 분간하지 못한다면, 자기 한 몸의 보장(保障)도 불가능하다. 더욱이 일어서서 천하 국가를 구제하는 일을 어찌 생각할 수 있겠는가.

옛날의 주공(周公)은 결코 형제간의 우애가 없었던 것도 아니었으나, 눈물을 머금고 관숙과 채숙의 두 형을 멸하지 않을 수 없었고,[7] 석작은 아들에 대한 사랑이 없었던 것은

아니지만, 반란에 가담한 아들을 베므로써 나라를 위하여 사사로운 정을 버렸다.⁸⁾

생각컨대 명(明)이라는 것은 사물의 실체를 꿰뚫어보고 육친(肉親)의 정에 빠지지 않는 것이다. 의리(義理)로 은애(恩愛)를 끊어버림으로서 마침내 '순신(純臣)'이 된다.⁹⁾ 즉, 인(仁)을 버리고 명(明)을 채용했으며, 사리에 맞추어 인(仁)을 억제하였던 것이다.

인(仁)은 때로는 폐하여도 좋을 때가 있지만, 명(明)은 언제나 없어서는 안 되는 것이다.

은(殷)의 탕왕(湯王)과 주(周)의 무왕(武王)은 신하의 신분으로 군주를 쳐서 천하를 얻었다. 참으로 불인(不仁)이라 할 것이다. 그러나 그들이 천명(天命)에 호응하여 혁명을 일으킨 것은 명(明)에 의한 것이었다.

서언왕(徐偃王)¹⁰⁾은 인(仁)만을 닦음으로써 동료인 제후(諸侯)들을 입조토록 했으나, 밖으로는 성곽과 외호(外濠)에 대한 수비도 없었고, 안으로는 창과 갑옷을 입은 군사를 대비하지 않았다. 결국 서언왕의 나라는 패망하고 말았다.¹¹⁾ 이러한 재난은 불명(不明)에서 기인된 것이다.

제자(第子)가 말했다.

공자(孔子)는 인(仁)의 어려움을 탄식하면서 "맡은 일은 무겁고 길은 없다."¹²⁾했고, 또 "사람으로 불인(不仁)하면 예(禮)를 어찌 하랴."¹³⁾고 했으며, "성(聖)과 인(仁) 같은 것을 내가 어찌 감히 할 수 있겠는가."¹⁴⁾라고 말했습니다.

맹자(孟子)는 "인(仁)이란 사람의 집이요, 의(義)는 사람의 길이다."[15] "사람이 측은한 마음이 없으면 인(仁)이 아니다."[16] "삼대의 천하를 인(仁)으로써 얻을 수 있고, 천하를 잃음은 불인(不仁)했기 때문이다."[17]고 말했습니다.

이것은 모두 성현들이 남긴 위대한 격언으로, 책 속에 분명한 증거가 남아 있는 터입니다. 그런데도 선생님은 인(仁)보다 명(明)을 중하다고 했습니다. 아직 그 전거(典據)를 본 적이 없습니다. 제자는 학문이 얕기 때문에 당혹(當惑)하고 있습니다.

포박자가 대답했다.

옛 사람이 말하기를, "인(仁)을 좋아하고 학문을 좋아하지 않으면, 그 폐단은 어리석은 것이다."[18]고 했다. 그대들이 그와 흡사하다.

옛날 육국(六國)[19]이 서로 침범하며 살쾡이나 호랑이처럼 폭력으로 경쟁하고 있을 때는 사술(詐術)을 중시하고 도덕은 무시했으며, 남을 죽이는 것이 좋은 일이라 하고, 겸양의 미덕은 버린 지 오래였다.

그때 맹자는 탐욕과 잔인성을 억제하기 위하여 인의(仁義)의 풍조를 일으키고자 하였다. 오직 인(仁)만이 세상을 구할 수 있다고 극구 찬양하지 않을 수 없었다.

그러나 맹자도 인(仁)이 명(明)보다 낫다는 말은 한 마디도 하지 않았다. 예를 들면 질병에 걸렸을 때는 의사가 존중되며, 이구동성으로 오직 약(藥)과 침에 관한 것뿐이다. 그렇다고 하여 곧 침구(鍼灸)의 기술이 장생구시(長生久視)의 도(道)보다 낫다고 말할 수는 없는 것이다.

그리고 내가 생각컨대 인(仁)과 명(明)의 우열은 서적의 도처에 쓰여 있다. 여기서는 다만 절실한 대목의 대강만 제시하고, 그 정신의 일단을 설명하기로 하겠다.

그것은 그렇다 하더라도, 그대는 매일 사용하고 있으면서 깨닫지 못하고 명(明)에 대한 전거(典據)가 없다고 하니 한심한 일이다.

《역경(易經)》은 건(乾)의 괘(☰☰)에 대하여

大明 終始가 있고, 六位 때에 이루어진다.
(건(乾)은 천(天)의 괘, 하늘이기 때문에 시종 밝아서 괘를 구성하는 6개의 막대기 위치도 그러한 때에 이루어진다)

고 한다. 즉, 특징은 명(明)이라는데 있으며, 그 명은 만물을 포섭한다는 의미이다.

다음 곤(坤)의 괘(☷☷)에 대해서는,

이르도다. 곤원(坤元). 만물은 자(資)하여 생긴다.
(곤(坤)은 대지. 만물은 곤을 바탕으로 하여 생겼다)

라고 하였다. 즉, 땅의 덕은 인(仁)이지만, 땅은 하늘의 활동을 이어받아 하늘에 따를 뿐이다. 그렇다면 명(明)이 앞이고, 인(仁)이 뒤에 온다는 것은 분명하다.

《시경(詩經)》에는,

명명(明明)한 상천(上天)은

하토(下土)를 조임(照臨)하다.[20]

하고, 또

명명(明明)한 천자(天子)는
영문(令聞)이 그치지 않는다.[21]

고 한다. 《역경(易經)》에는 또,

왕(王)이 명(明)하다면
아울러 그 복을 받으리.[22]
신명(神明)에 유찬(幽贊)한다.
(은밀히 신명의 활동이 돕는다)[23]
신으로서 이를 밝힌다(明).
《역(易)》은 신묘한 것 분명한 것으로 한다.[24]

라고 한다. 이렇게 본다면 명(明)은 신(神)에 합치하는 것으로, 단순한 인(仁)으로서 발돋움을 한다 해도 닿지 않는 높은 곳에 있는 것이다.

공자는 《역(易)》의 저자를 총명예지(聰明睿知), 신무(神武)하여 죽지 않는 자[25]라고 형용하고 있으나, 「총인(聰仁)……」이라고는 하지 않았다.

또 공자는 《효경(孝經)》 속에서, 「옛 사람은 명왕(明王)의 효(孝)로서 천하를 다스린다.」고 한다. '명왕(明王)'이라고 했지만, '인왕(仁王)'이라고는 말하지 않았다.

《춘추좌씨전(春秋左氏傳)》에는,

순수와 피의 향기로움이 아니라
명덕(明德), 이것이 향기롭다.[26]

라고 되어 있으며 '인덕(仁德), 이것이 향기롭다'는 말은 없다.
《서경》에는,

원수(元首), 명(明) 하도다.[27]

라고 있어, '원수가 인(仁)하다'고 하지는 않는다.
노자(老子)는 성인의 덕을 찬양할 때는 명백사달(明白四達)[28]이라고 형언하였고, 말세가 되는 과정을 설명하기를 「도를 잃어버린 덕, 덕을 잃어버린 인(仁)」[29]이라 한다.
《역경》에는,

성인은 남면(南面)하여 듣고,
천하는 명(明)을 향하여 다스려진다.[30]

고 했다. 명(明)을 향해서 다스려진다고 할 뿐, '인(仁)을 향해서 다스려진다'는 것은 아니었다.
그런데 인(仁)에 대하여 공자는,

「인(仁)은 먼 곳에 있는 것이 아니다. 하고자 하면 이것에 이른다.」[31]

고 말한다.
 "인(仁)을 이루는 것은 자신에게 달려 있다. 타인에 의한 것이 아니다."[32]
라고 말하는 것을 본다면 누구라도 하려고 마음만 먹으면 할 수 있는 것이다.
 총명(聰明)은 그와 반대로 누가 독려한다 해서 이루어질 수 있는 것이 아니다. 그러므로 맹자(孟子)도 말하기를,
 「아기가 우물 속에 빠지려는 것을 보면 누구라도 달려가서 구하려 한다.」[33]
하였다. 이것을 보면 누구라도 어진 마음(仁心)이 없는 사람은 없다. 다만 그 두텁고 엷은 차이만 있을 뿐이다.
 그와는 반대로 총명(聰明)이라고 하는 천분(天分)은 지니고 있는 자가 많지 않다.
 옛날 최저는 그 군주를 시해했지만, 현인인 안영(晏嬰)만은 죽이지 않았다. 그리하여 안영은 "최저는 불인(不仁)을 저지르긴 했지만, 소인(小仁)만은 지니고 있다"[34]고 했다. 그렇게 본다면 아무리 난신 적자(亂臣賊者)라 해도 아직은 인심(仁心)을 지니고 있다 할 것이다.

 제자가 또 말했다.
 《역경(易經)》에, 「사람이 길을 들어서 가로되 인(仁)과 의(義)」[35]라고 합니다. 그것으로 본다면 인간의 도는 인(仁)

이 가장 큰 것이 아닙니까?

　포박자가 대답했다.

　그렇게 쓰여 있는 것은 아마도 이유가 있을 것이다. 인(仁)은 행위의 하나다. 행위는 노력으로 가능하다. 그런데 명(明)은 신묘한 경지에 들어가는 것으로, 천재(天才)가 아니면 불가능하다. 교훈(敎訓)으로 그러한 경지에 들어갈 수는 없는 것이다.

■ 譯註

　주1. ~ 명도 함께 있다.

　만물을 생장시키는 것이 인(仁). 해와 달, 별들의 빛이 명(明)이다.

　주2. ~ 명은 없다.

　땅(地)도 만물을 기르고 있기 때문에 인(仁)이지만, 스스로 빛을 낼 수는 없다.

　주3. 明明在下하며, 赫赫在上이니라.

　《詩經》大明.

　주4. 旣明且哲하여, 以保其身이며

　《詩經》烝民.

　주5. ~ 양으로 바꾸고

《孟子》梁惠王上.
주6. ~ 피하여 밟지 않는
《詩經》行葦.
주7. ~ 않을 수 없었고
관숙과 채숙 형제는 주(周)에 대하여 반란을 일으켰다.
주8. ~ 사사로운 정을 버렸다.
《左傳》隱公四年.
주9. ~ 순신이 된다.
《左傳》속에서 공자가 석작을 칭찬한 얘기.
주10. 徐偃王.
전국시대의 사람.
주11. ~ 패망하고 말았다.
《淮南子》說山訓.
주12. 맡은 일은 무겁고, 길은 없다.
《論語》泰伯.
주13. 사람으로 不仁하면 禮를 어찌 하랴.
《論語》八佾.
주14. 聖과 仁 같은 ~ 있겠는가.
《論語》述而.
주15. 仁이란 ~ 사람의 길이다.
《孟子》離婁上.
주16. 사람이 측은한 ~ 仁이 아니다.
《孟子》公孫丑上.
주17. 삼대의 천하를 ~ 때문이다.
《孟子》離婁上.

주18. 仁을 좋아하고 ~ 어리석은 것이다.

《論語》陽貨.

주19. 六國.

한(韓), 위(魏), 조(趙), 연(燕), 제(齊), 초(楚) 등 여섯 나라.

주20. 명명한 ~ 조임하다.

《詩經》小明.

주21. 명명한 ~ 않는다.

《詩經》江漢.

주22. 왕이 ~ 복을 받으리.

《易經》井卦.

주23. 신명에 유찬한다.

《易經》說卦.

주24. 역은 ~ 것으로 한다.

《易經》繫辭下.

주25. ~ 죽지 않는 자.

《易經》繫辭上.

주26. 순수와 피의 ~ 향기롭다.

《春秋左氏傳》僖公五年.

주27. 元首, 明하도다.

《書經》益稷.

주28. 明白四達.

《老子》第十章.

주29. 도를 ~ 잃어버린 인.

《老子》第三十八章.

주30. 천하는 ~ 다스려진다.
《易經》說卦.
주31. 인은 ~ 이것에 이른다.
《論語》述而.
주32. 인을 ~ 것이 아니다.
《論語》顏淵.
주33. 아기가 ~ 구하려 한다.
《孟子》公孫丑上.
주34. 최저는 ~ 지니고 있다.
《晏子春秋》雜上.
주35. 사람이 ~ 인과 의.
《易經》說卦.

| 신역 **포박자 외편(2)** | 값 15,000원 |

1판2쇄 2016년 3월 25일 인쇄
1판2쇄 2016년 3월 30일 발행

저　　자/ 갈　　홍
역　　자/ 석 원 태

발 행 처/ 서림문화사
발 행 자/ 신 종 호
주　　소/ 경기도 파주시 광탄면 장지산로
　　　　　278번길 68
홈페이지/ http://www.kung-fu.co.kr
전　　화/ (02)763-1445, 742-7070
팩시밀리/ (02)745-4802

등　　록/ 제406-3000000251001975000017호(1975.12.1)
특허청 상호등록/ 022307호

ⓒ1995.Seolim Publishing Co., Printed in Korea
ISBN 978-89-7186-432-6 13510
ISBN 978-89-7186-003-0(세트)